やればやるほど
成功パターンが体にしみこむ

医学生・医師の
ライフキャリア
ワークブック

賀來 敦

医療法人寿尚会洛陽病院

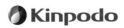 Kinpodo

● 編集

賀來 敦　　　　医療法人寿尚会洛陽病院

● 執筆者一覧（五十音順）

飯島 研史　　　　北毛病院

和泉 俊一郎　　　東海大学医学部遺伝子診療科

賀來 敦　　　　　医療法人寿尚会洛陽病院

木村 朱美　　　　株式会社緑景コンサルタントキャリア支援部キャリアオアシス

草柳 かほる　　　帝京平成大学ヒューマンケア学部看護学科

里見 なつき　　　東海大学

杉山 新　　　　　湯郷ファミリークリニック

橋本 富美子　　　加古川中央市民病院

長谷田 真帆　　　京都大学大学院医学研究科社会健康医学系専攻社会疫学分野

原 美鈴　　　　　帝京平成大学ヒューマンケア学部看護学科

深町 珠由　　　　独立行政法人労働政策研究・研修機構

村田 亜紀子　　　奈義ファミリークリニック

宮田 靖志　　　　愛知医科大学医学部地域総合診療医学寄附講座

はじめに

医学領域のキャリア支援・教育の倫理と課題

新臨床研修制度（2004年）と新専門医制度（2018年）の導入により、医学生・若手医師の卒後進路の選択肢が大きく広がりました。しかし、多様な選択肢や価値観に対する若手キャリアサポートは十分であるとはいえません。

医学領域の現状では、自大学附属病院へのマッチング者数増大を目的にした学内ガイダンスの実施報告が一部の大学で見られます。また、より広範な県外の臨床研修病院を対象にした病院ガイダンスは、就職斡旋業者や指導教員への個人的な相談、就職担当に問われた際の個別支援にとどまっています。燃え尽き症候群を誘発しうる、医業者としての就業継続や現場復帰を目的とした教育や、プロフェッショナルロールモデルとキャリアロールモデル教育の混同例も時折散見されます。このような背景から、キャリア教育の専門家であるキャリアコンサルタントによるサポートが医学教育には必要であると、私は以前から感じていました。

しかし医学教育には非医療系専門職の参入が困難な風土が存在します。総合大学には一般的に多学部向けのキャリアセンターが設置されていますが、医師キャリア教育支援センターは医学部・大学病院に独自に存在することが多く、医師キャリア教育は概ね医師だけの手によって担われています。このようにキャリアコンサルタントの医学領域におけるキャリア教育へのコミットは非常に困難です。

しかし海外では医学教育へのキャリア専門家の参入が既に開始されています。英国ではロンドン卒後医学教育当局へキャリア支援部門が2008年に設立され、2010 年にはキャリアアドバイザーによる医学生・研修医向けのキャリア形成のための学習ハンドブックも刊行されています。

本書は、医師とキャリアコンサルタントが共同で作成した、本邦初の『医学生・医師向けキャリアワークブック』です。キャリアコンサルタント倫理綱領に基づき、個人の選択の自由と自己決定権の尊重に重点を置いています。ぜひ自分の人生を生きるための一助としてほしいと考えます。また現在、医学生・若手医師のキャリア教育・支援に携わっている方々（教員・指導医・事務職）にもぜひ手に取って指導に役立ててほしいと思います。

注：「働いている人、これから働こうと考えている人の相談に乗り、キャリアについて一緒に考え、アドバイスする専門家」が、キャリアコンサルタントです。キャリアの自律を支援し、悩みや問題の解決に向かって伴走します。2016年から国家資格になりました。

【参考文献】

・ 和田秀穂.川崎医科大学におけるブース形式診療科別説明会の学内開催.川崎医学会誌一般教養篇.2105: 41;

33-40.

・ 渡邊洋子, 他. 日英医学教育の現代的課題と非医療系教育専門家の可能性. 京都大学生涯教育学・図書館情報学研究. 2011; 10: 37-59.

・ 全国医学部長病院長会議. 平成25年度医師のキャリア形成に関連する医学部教育の実態調査.
https://www.ajmc.jp/pdf/25.11.21sasshi.pdf(閲覧日：2023年12月1日)

・ Caroline E, et al. The ROADS to Success: A practical approach to career management for medical students, junior doctors.
https://cmec.info/wp-content/uploads/2011/07/Roads-To-Success1.pdf(閲覧日：2023年12月1日)

本書の使い方

効率良く学習を進めていただけるよう、本書の使い方を説明します。

❶ 全体の構成

本書は全部で2部・9章の構成になっています。

第1部（ワーク編）では、医学生・医師向けのキャリアワークショップ（参加型・体験型学習）を紙面で再現しました。学習テーマによって、レクチャーとワークを組み合わせて理解を深める教育プログラムとなっています。

時間が十分にあれば、**第1章・第2章は順番にワーク**を進めていくのが良いでしょう。

目の前に「困難な状況」があり、今すぐ対応しなければならないという方は、第3章から始めてください。その場合でも、第2章の「自己分析」は、状況の解決の役に立ちますので、ぜひ時間の許す範囲でトライしてください。

一人でのワークに飽きたという方は、**複数人数でやるワーク**をどうぞ。「キャリアすごろく」は、医学部低学年からでも楽しめます。「デュアルキャリア・カップル向けワーク」は、本書の目玉です。一般的なキャリア本でもまだ扱われていません。既にパートナーがいる方は、2人の関係のためにも早めから取りかかることをお勧めします。

▶ 表1 「第1部　ワーク編」の内容

第1章　総論	「キャリアとは何か？」について整理し、「キャリアを成功させる行動特性」の測定から始めます
第2章　キャリアプランニングのためのワーク	本書のメインとなる第1部の第2章では、キャリアプランニングの4つのステージに沿って、**自分のキャリア目標を達成するためのレクチャーとワーク**を進めていきます
第3章　困難な状況に対応するためのワーク	**自分の人生やキャリアの岐路に立たされた時**に、困難な状況を乗り越えるための**キャリア理論に基づいた3つのワーク**を提供します
第4章　複数人数で行うワーク	第1章から第3章までは、個人ワークでしたが、第4章ではグループワークを行います。**臨床研修と専門研修を疑似体験**する「キャリアすごろく」（1グループ3～4名）と、自分の**ライフパートナーとの2人で将来を見据える**「デュアルキャリア・カップル向けワーク」の2種類があります

第2部（知識編）では、自分のキャリアを成功に導くために必要な知識を提供します。過去の経験や医療現場の雰囲気に惑わされて、知らず知らずに偏った判断をしないために必要な知

識です。一部、キャリア支援者向けの知識も含まれますが、「支援者側の視点」がどういうものかを知り、よりキャリア教育の知識を深める目的で、医学生・若手医師は読んでみてください。

▶ 表2　「第2部　知識編」の内容

第1章	医師のキャリアを阻害する2つの文化を育んだ歴史を語る	日本の医師社会の裏側に潜む、キャリアを邪魔する2つの文化・歴史を紐解きます
第2章	クイズ形式で学ぶ医世界法制	働き方改革を支え、やりがい搾取を防ぐために必要な労働法制について、間違いやすいポイントを中心に解説します
第3章	医療現場の燃え尽き症候群：多彩なキャリア観は燃え尽きを防ぐ	燃え尽き症候群を引き起こす、間違ったプロフェッショナリズムや医学教育を指摘し、正しい対策を概説します
第4章	女性医師の生き残り戦略としてのキャリア選択；ライフキャリア・サバイバル	日本の女性医師の現状に関する社会学的考察に加え、サバイバルするために必要な知識、ヒントを共有します
第5章	人口経済学で考えるキャリアデザイン	医療経済に最も大きく影響する人口動態を用いて、今後の医師のキャリアを説明します

❷ 本書の特徴

　本書では「深掘り質問カード」や「YouTubeキャリアレクチャー」「サポートページ」を用意しワークを実施しやすくしています。

深掘り質問カード

　6種類の質問カードで構成された、キャリアワークをより深めるためのツールです。

＜深掘り質問カードの質問＞

・そう思った、それを行ったきっかけは？

・その時、どう感じましたか？

・そのことから、学んだことや気づいたことは？

・どうして？

・具体的なエピソードを教えてください

・どんなことを考えていましたか？

　ランダムに引いた質問カードで自分に問いかけることで自己理解を高められ、あたかもキャリアカウンセリングを体験しているような効果が得られます。

　例えば、ライフラインチャートのワークには「最も高い満足度はどんな出来事でしたか？」などの質問があります（→P.38参照）。そして「海外誌に論文掲載されたこと」「講演の依頼が

増えたこと」などと答えたとします。

　ただ、それだけでは自己理解は深まりません。「その時、どう感じましたか？」「どうして？」などの質問カードに対し、「実験するのがおもしろかったから」「俺は手術が得意だったから」などと答えます。つまり「問われる」「語る」「問う」「書く」を繰り返すことで自己分析を進める仕組みです。

※本紙上「さらに、 深掘り質問カード を使って、考えを深めてください。」と記載の箇所は、このカードを使って、考えを深めていってください。
※なお、深掘り質問カードは、金芳堂のHPの特設サイト（後述）からダウンロードできます。

（ YouTubeキャリアレクチャー ）

　本書のレクチャーやマニュアルの一部は、YouTube動画として公開しています。紙面よりも詳しい内容を視聴できますので、本書と併せて活用してください。

https://www.youtube.com/playlist?list=PLibnCJTvPP1Ek6_P4acrAONHDbQFFA7AF

※なお、動画は予告なく終了することがございます。

（ 特設サイトのご案内 ）

　金芳堂のホームページに、本書のサポートページとして特設サイトを公開しています。本書掲載のワークシートやキャリアすごろくが、閲覧・ダウンロード可能です。特設サイトは下記のURLまたはQRコードからアクセスできます。

https://www.kinpodo-pub.co.jp/life-and-career

※すべてのPCやインターネット環境での動作確認はしておりません。不具合には対応いたしません。
※ツールの使用に関する損害につきましては、著者および出版社は責任を負いません。

❸ 本書の効果と限界

　本書はいわゆる「ハウツー」本ではありません。「"こうすればどうにかなる"といった型どおりの思考パターン」で、キャリアを成功したいと思っている医学生・医師には向いていません。本書では、繰り返し人生の判断や選択の「理由」を問いていきます。そうやって、キャリアの選択・修正する力を高め、キャリアを成功させるコンピテンシーの成長を"一歩一歩""地道"に促し、人生全般で主体的に生きられるよう支援するのが、本書の目的です。

（効果）

　あなたは自分自身の「経験」を思い返すワークを通して、自己概念（自分と自分を含む世界をどのように考えているか）を明確にできます。そして自己概念をもとに、選択・決断・行動するプロセスを進めていきキャリアを着実に形作っていきます。「経験」には職業経験だけでなく、人生全体が含まれます。したがって本書のワークを通して、あなたは職業選択や悩みにとどまらず、人生のすべての場面でいかに生きていくかを選び取っていきやすくなるでしょう。

（限界）

　本書では経験から学ぶメカニズムを用いて、「内省」のプロセスとその後の行動までの一連の流れを主に扱います。本書は、ある特定のものの見方や考え方を持った個人への働きかけにより、個人だけでなく、その個人を取り巻く環境や問題を改善することを前提としています。したがって、以下のような場合は、本書の有用性は限定的になるでしょう。

ⅰ）「内省」が機能しない場合

　「内省」とは、現実に起こった出来事を客観的に振り返り、自分自身の考え・言動・行動を見つめ直す行為をいいます。「問題」を自分と切り離し、「外のもの」として処理しようとする強固な防衛（自分を守ろうとする心の防衛反応）が読者に働く場合は、「内省」がうまくできません。表面的な問題解決で事態は一時的に好転するかもしれませんが、自己概念の発達成長にはつながりません。よって、読者の（職業）人生の発達テーマが先送りになり、再び形を変えて同じような事態に陥る可能性が高くなります。

> ＜例＞
> 　「仕事や研修が忙しく、職場を出るのが遅くなる」ことを悩むＡさんに対して、そのような選択をしているＡさん自身の心の動きや固有のものの見方を内省してもらうことが難しい場合。結局、仕事を早く終えようと心がけるだけで、そのうちまた遅くなることを繰り返してしまう。

ⅱ）とりあえず今の状況にうまく対処する必要がある場合

　例えば、「急に医局に転勤を命じられた、すぐに対応しなければならない」といった、緊急性の高い問題に直面している読者は、表面的な問題解決ではあっても、今、直面している"状況"に対処するための支援が必要です。

　以上に注意して、ぜひ有効に本書を活用していってください。

Contents

第1部 │ ワーク編 13

特設サイトにアップされているワークシート

ワークシート名	掲載箇所（タイトル）	掲載箇所（ページ数）
深掘り質問カード	多数	多数
価値観カード	第1部　ワーク編　第2章　キャリアプランニングのためのワーク Stage1　02「働きがい」につながるあなたの価値観は？	P. 33・34
ライフラインチャート（記入式・例）	第1部　ワーク編　第2章　キャリアプランニングのためのワーク Stage1　03 今までのライフイベントと人生満足度をまとめて見よう	P. 37
10年後のキャリアビジョンワークシート	第1部　ワーク編　第2章　キャリアプランニングのためのワーク Stage1　07 キャリアビジョンを明らかにし、目標達成への筋道をつける	P. 50
環境状況分析シート	第1部　ワーク編　第2章　キャリアプランニングのためのワーク Stage1　10 自分を取り巻く環境と状況を分析する	P. 60
事前調査シートの自己分析シート	第1部　ワーク編　第2章　キャリアプランニングのためのワーク Stage2　05「情報収集のための面接」の準備をしよう	P. 76

特設サイトにアップされているワークシート

事前調査シートの病院/医局調査シート	第1部　ワーク編　第2章　キャリアプランニングのためのワーク Stage2　05「情報収集のための面接」の準備をしよう	P. 76
事前調査シートのOB/OG訪問シート	第1部　ワーク編　第2章　キャリアプランニングのためのワーク Stage2　06 情報収集のためにOB/OGを訪問しよう	P. 78
職業（選択肢）の予測ワークシート	第1部　ワーク編　第2章　キャリアプランニングのためのワーク Stage3　05 選択肢をリストアップして全体を俯瞰しよう	P. 93
選択肢評価ワークシート	第1部　ワーク編　第2章　キャリアプランニングのためのワーク Stage3　06 リストアップした選択肢を一つ一つ吟味してみよう	P. 95
職業理解度チェックシート	第1部　ワーク編　第2章　キャリアプランニングのためのワーク Stage3　07 選択肢を総合評価し、意思決定を行う	P. 97
意思決定内容整理ワークシート	第1部　ワーク編　第2章　キャリアプランニングのためのワーク Stage3　07 選択肢を総合評価し、意思決定を行う	P. 98
行動計画検討ワークシート	第1部　ワーク編　第2章　キャリアプランニングのためのワーク Stage4　01 これからの行動計画を検討してみよう	P. 103

第2部 ｜ 知識編　147

特設サイトにアップされているワークシート

キャリア開発行動計画管理表（週別）	第1部　ワーク編　第2章　キャリアプランニングのためのワーク Stage4　02 行程表を作って、行動計画の進捗を管理する	P. 104
キャリア開発行動計画管理表 （月別、長期）	第1部　ワーク編　第2章　キャリアプランニングのためのワーク Stage4　02 行程表を作って、行動計画の進捗を管理する	P. 105
キャリアシミュレーションプログラム 医学生版　セット	第1部　ワーク編　第4章　複数人数で行うワーク 01 長期的視点の「就業イメージ」を想像できますか？ ～キャリアすごろく～	P. 135 ・136
デュアルキャリアモデルの選択 ワークシート	第1部　ワーク編　第4章　複数人数で行うワーク 02 デュアルキャリア・カップルが健やかなキャリアを築く方法	P. 139
キャリアの地図　ワークシート	第1部　ワーク編　第4章　複数人数で行うワーク 02 デュアルキャリア・カップルが健やかなキャリアを築く方法	P. 141
家事分担による生き残り戦略 ワークシート	第1部　ワーク編　第4章　複数人数で行うワーク 02 デュアルキャリア・カップルが健やかなキャリアを築く方法	P. 141
2人の協定づくりワークシート	第1部　ワーク編　第4章　複数人数で行うワーク 02 デュアルキャリア・カップルが健やかなキャリアを築く方法	P. 142

Break Time

work

第1部 | ワーク編

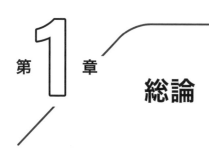

01 | 「キャリアとは何か？」について整理する

はじめに

　キャリアの目的とは、個人の人生目標の実現である。キャリアのプロセスでは、自己概念/パーソナルアイデンティ（価値観、興味、能力など）を明確にし、ライフキャリアの中で様々な役割（ライフロール：個人、余暇人、地域人、学習者、職業人など）を統合しバランスを図ることが重要である**（図1）**。Professionalismの適用される職業人であることは、個人のキャリアにおいてはライフロールの一部に当たり、個人の人生目標の達成プロセスにおける一つの手段にすぎない。この認識が不十分であると、パーソナルアイデンティティ形成とプロフェッショナルアイデンティティ形成（professional identity formation：PIF）の統合が不十分となり、個人と職業人としてのアイデンティティに対立・衝突が生じやすい（第2部 第4章 02 女性医師の価値と意欲を保ちつつキャリアを築くための知識、ヒント／→P.182参照））。

　一方、"キャリア"の定義には、ワークキャリア（職業キャリア）からライフキャリアまで、概念に幅がある。ここでは、キャリアの定義とライフキャリアにおける医師のキャリアの位置づけ、キャリアの成功に必要な能力について概説する。

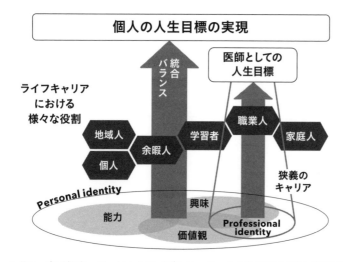

▶ **図1　自己概念・パーソナルアイデンティティと人生目標の関連（狭義と広義のキャリア観比較）**

キャリアの語源と定義

キャリア（career）の語源は、「道」「轍」などを意味するラテン語のカラリア（carraria）である。これが「競技場などのトラック」や「車輪」などを意味するフランス語のキャリエール（carriere）になり、そして現在では、「生き方」や「仕事の経験」、「人生」そのものを意味する英語のキャリア（career）に変化した。すなわち、たった1回限りの人生を運ぶ馬車と轍を意味するというのがそもそもの語源である。

キャリアの定義には幅がある。一番狭い定義では「一職業・一組織内での階層を登ること」であり、少し広がると「仕事生活全体を指し示すキャリア」となる。ライフキャリアでは「仕事に限定されない人生のあり方」までをも含む。そのため、キャリアについて相談する場合、お互いのキャリアの定義が異なるとすれ違いが生じやすく会話がかみ合いにくくなるので、キャリアの定義を意識する必要があるだろう（例：ライフ・ワークバランスや生き方について相談した時、上司や先輩から「医師としての技術の向上」や「professionalism」を中心に話をされるなど、医療者としてのプロフェッショナリズムを強調するあまり、個人としての生活が考慮されていない場合）。

ライフキャリアにおける医師のキャリアの位置づけ

医師のキャリアを語るうえで強調されることの多いprofessionalismとは、個人のライフロールから「医師という"職業人"の役割」を強調した集団に求められる職業規範のことである。

しかし、"医師"のキャリアを考えるうえでは、「医師職を生業とする者（医師免許活用者）」と「医学生や単に医師免許を有する者（保有者）」を明確に区別して論ずる必要がある。例えば海外の"プロフェッショナリズム・コード"は明確に対象者が示されている。アメリカ医師会「医の倫理原則」は医師会員が対象であり、フランス医師職業倫理規範は対象が身分団体登録者である〔日本で医学部受験志望者〜医学生の時点からprofessionalismで行動を縛られることが多いのは、特有の"文化"が強く影響している（第2部 第1章 医師のキャリアを阻害する2つの文化を育んだ歴史を語る／→P.148参照）〕。

根本的な問いかけをするならば、「あなたのやりたいことは、"医師"でなければ達成できないのか？」ということに尽きる。パーソナルアイデンティティを基盤としながら、自己の人生目標の実現を考えるうえで大事なのは「自分は何をしたいのか？」を理解しておくことだ。医師であることは、一般的に目的達成の手段と考えられる。専門医の能力を持ち資格を得ることも手段にあたる。自身の人生目標をきちんと理解/把握していないと、本来手段であったはずの医師免許取得や専門医資格の取得が目的化する、目的と手段の逆転現象が生じやすい。「何のための手段なのか？」を常に意識することが重要である。

では、自分の人生目標に"医師"であることはどう役に立つのだろうか？　"医師"であることを自分の人生で活かしていくためには、"医師"のことをよく知る必要がある。医師はどうやって自分の能力を高めていくのか？　医師はどのようにどういったところで働いているのか？　こういった基本的な知識は、人生目標に"医師"を活用するために必須である。

一方で、"医師"には社会的に求められる役割が存在することも否定できない。そのことを考えるには、真の"社会のニーズ"とは何かを自分で考える能力が必要である。そうでなければ、第三者にとって都合の良い「ウォンツ：Want」を刷り込まれて利用されかねない。社会に求められる"医師"のニーズを自分で見出し、なおかつ自分の人生目標とすり合わせる能力も必要である。

このようにキャリアを成功に導くには、多種多様なキャリア能力（キャリアコンピテンシー）が必要となる。

キャリアの成功に必要なコンピテンシーとキャリア理論

コンピテンシーとは、高業績者に共通して見られる行動特性のことであり、「ある職務や役割において優秀な成果を発揮する行動特性」などと定義されている。キャリアコンピテンシーは、自分でキャリアを成功に導く行動特性である。キャリアの成功は「主観的な成功」と「客観的な成功」に分けられる。主観的な成功には満足感などがあり、客観的な成功には、給与の上昇や昇進などがある。キャリアコンピテンシーの高さは、これら主観的な成功と客観的な成功の両方に関係する。

では、どのようなコンピテンシーがあれば、キャリアは成功できるのだろうか。キャリアコンピテンシーの研究には複数のものが存在するが、"The National Career Development Association"では以下の11項目を示している（**表1**）。

▶ **表1　キャリアコンピテンシー**

① 肯定的自己概念構築能力
② 対人関係能力
③ 成長発達とキャリアの統合能力
④ ライフロールバランス調整能力
⑤ 学業成績達成能力
⑥ 継続的生涯学習能力
⑦ キャリアプラン作成管理能力
⑧ 意思決定能力
⑨ キャリア情報収集活用能力
⑩ 一般的業務・就活能力
⑪ 社会情勢・キャリア統合能力

もし自分自身が満足するライフキャリアを送りたいのであれば、これらのコンピテンシーを高めていく必要がある。その助けとなるものとして、キャリア理論とはキャリア発達の支援あるいはキャリア課題に対する対策を示したものであるが、一つの理論ですべての問題に対応（コンピテンシーの向上）できるわけではなく、解決のためには問題に適した理論を選択する必要

がある。

　ただし、キャリア理論を知っていることと、コンピテンシーが高いことは別の問題であることに注意が必要である。それは、臨床推論の技法である仮説演繹法・徹底的検討法（VINDICATEなど）・アルゴリズム法などを知らない（意識して使用していない）診断能力の高い一流の実践家がいることと同じことだ。初学者の場合は、一定の手順や理論に基づいて実践をしたほうがモレやミスが少なくなり、効率的なコンピテンシーの向上を図れるため、知っておくとよい。

　例えば、"Superのライフサイクル論"やライフイベントへの対応法を示す"シュロスバーグの転機の理論"は「④ライフロールバランス調整能力」に寄与している。またジェラットの合理的意思決定理論は「⑧意思決定能力」と関係する（詳細は後述する）。

おわりに

　このように現代において、キャリアとは「ライフキャリア」を指すのが一般的であり、キャリアの成功にはキャリアコンピテンシーが必要である。第2章ではキャリアプランニングに必要な、①肯定的自己概念構築能力、⑦キャリアプラン作成管理能力、⑧意思決定能力、⑨キャリア情報収集活用能力、⑩一般的業務・就活能力を中心とした能力（コンピテンシー）を、ワークを通じて鍛え、「第1部 第3章 困難な状況に対応するためのワーク」では、ワークを進めながら対応するキャリア理論を紹介していく。

　なお、キャリアコンピテンシーは次の項で測定できるので、ぜひやってみてほしい。

【参考文献】

・ NCDA. Career Development: A Policy Statement of the National Career Development Association. https://ncda.org/aws/NCDA/asset_manager/get_file/39958?ver=29369（閲覧日：2023年12月1日）
・ NCDA. National Career Development Guidelines Framework. https://ncda.org/aws/NCDA/pt/sp/compentencies_ncd_guidelines（閲覧日：2023年12月1日）

（賀來 敦）

02 | 自分の"職業キャリアコンピテンシー"を 測定してみよう

はじめに

　キャリアコンピテンシーの研究はいくつかあり、各々項目や内容が微妙に異なっている。今回は、中でも一般的である6項目の職業キャリアコンピテンシー測定アンケートを用いて、自分自身の能力を評価してみよう。

進め方

1) 職業キャリアについて、自分に当てはまる数字を選ぶ（1. 当てはまらない、2. あまり当てはまらない、3. どちらともいえない、4. やや当てはまる、5. 当てはまる）。

2) 左の選んだ数字を空欄に転記する。 **当てはまる数字**

		A	B	C	D	E	F
私は自分の仕事で自分の欠点を熟知している	→						
私は、明確なキャリアプランを作ることができる	→						
私は、もっとスキルアップする選択枝を見つけることができる	→						
私は自分の仕事で自分の強みを知っている	→						
私は今から1年後に自分のキャリアの中で達成したいことを知っている	→						
私は自分のキャリアの中で達成したいキャリアプランを設計することができる	→						
私は自分の仕事の分野でより発展できる方法を探求することができる	→						
私は自分のキャリアの中で自分にとって何が大切かをわかっている	→						
私は自分のキャリアで何を成し遂げたいのかを他人に示すことができる	→						
私は自分のキャリアを適切な方向へ前向きに進めてくれるような、信頼できる人へアプローチすることができる	→						
私は自分の仕事の中で自分にとって重要なことを自分の周りの人々に見せることができる	→						

		A	B	C	D	E	F
私は自分の仕事内で自分のキャリアを前向きに進めてくれる多くの人を知っている	→						
私は自分の仕事の中に情熱が何にあるかはっきりと言える	→						
私は自分の仕事以外で自分のキャリアを前向きに進めてくれる多くの人を知っている	→						
私は自分の仕事で自分の才能を認識している	→						
私は自分が持っているスキルを知っている	→						
私は自分のネットワークの中で人からアドバイスを求める方法を知っている	→						
私は自分の可能性（能力）にあった労働市場を探すことができる	→						
自分の強みが自分の仕事にどのように役立つか明確に示すことができる	→						
私は自分の仕事で何が好きかわかっている	→						
私は自分のキャリアの中で自分が達成したい目標を設定することができる	→						
③A〜F欄の数字を足してください	合計						

3） A〜Fの数字の合計（③）を、下記に沿って、それぞれ割る。

	A	B	C	D	E	F
合計						
	÷3	÷4	÷4	÷3	÷3	÷4
スコア						

4） A〜Fのスコアを、レーダーチャートに書く。

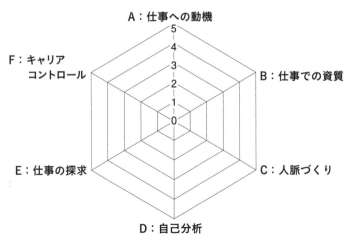

このアンケートでは、職業キャリアのコンピテンシー（キャリア形成のスキル・能力）を、3分野6項目に分類して評価している。

行動特性領域		解説
なぜ Know-why	A：仕事への動機	仕事に対する自分の情熱の根源を自覚している
	B：仕事での資質	仕事における自分の才能を明確に把握している
誰と Know-whom	C：人脈づくり	自分のキャリア支援者へ適切にアプローチできる
	D：自己分析	他者に対し、仕事での自分の強みを明確に示せる
どのように Know-how	E：仕事の探索	労働市場における自分の可能性を探れる
	F：キャリアコントロール	明確なキャリアプランを立てられる

おわりに

職業キャリアを探索的に形成するためには、

① なぜその仕事なのかを、仕事における情熱と才能を自覚することでつかみ、

② 誰が支援者・協働者なのかを、他者に自ら働きかけることで知り、

③ どのようにキャリアを築くかを、仕事の機会や転機を継続的に探索して知る、

ことがポイントである。現時点での自分の強みと弱みを把握して鍛えていこう。

【参考文献】

・ Robert J, et al. The boundaryless career: A competency-based perspective. J Organ Behav. 1994: 15; 307–324.
・ Akkermans J, et al. Competenciesfor the contemporary career: Development and preliminary validation of the careercompetencies questionnaire. J Career Dev. 2013: 40; 245-267.

（賀來 敦）

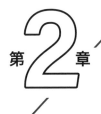

第2章 キャリアプランニングのためのワーク

 | どんなキャリア行動を実践していますか？

はじめに

　キャリアプランニングとは、自分自身がこの社会でどう生きたいのか、そのために何が必要かを考え、自分自身のキャリア設計図を描くことだ。それは職業や就職活動に限った話ではない。そのためには今まで自分がどのようなことをしてきたのかを通して、どんな自分であるかを理解し、なりたい自分を明らかにし、その上で目標・計画・行動に移していく必要がある。この章ではキャリアプランニングを4つのStageに分けて段階的に考えていく[1]。

キャリアプランニング　4-Stageアプローチ

stage 0	stage 1	stage 2	stage 3	stage 4
キャリア開発の必要性の認識	自己分析 Self-Assessment	キャリア探索 Career Exploration	意思決定（選択・決断） Decision Making	キャリアプランの実行 Plan Implementaion

| 臨床診断モデル | | | | |
| 臨床との類似 | Subjective 病歴聴取 | Objective 診察・検査 | Assessment 診断の組み立て | Plan 治療計画の実行 |

| ステージ別内容例 | | | | |
| 医師のキャリア形成の歴史・キャリアデザインの必要性・雇用と法律・キャリア理論 | 個人分析：趣味・特技、資格、長所・短所、思考特性・行動特性・興味・価値観・能力 アセスメントの使い分け 環境状況分析 | セルフマーケティングの手法と実践 潜在情報と顕在情報 情報収集面接 ライフキャリア情報 | 選択基準の特定 意思決定スタイル 選択肢の絞り込み | 行動計画 最適な学習内容と教育機関 応募書類作成 添え状（カバーレター） 履歴書、職務経歴書 就職活動 |

▶ 図2　キャリアプランニング　4-Stageアプローチ

図2の「4-Stage アプローチ」と臨床診断モデル「Problem Oriented System（POS：問題志向型システム）」は類似点が多い。患者の診断・治療プロセスは概ねSOAP（S：病歴聴取、O：診察・検査、A：診断の組み立て、P：治療計画の実行）に沿って実施される。初診の患者を、病歴聴取や診察・検査なしで加療をすることはありえない。同様に自己分析なしでのキャリア探索やプランの実行には大きな危険を伴う。

　自己分析が不十分な状態で、Stage 2のキャリア探索に進み、キャリア情報を収集しようとしても、自分にとって価値のある情報を優先的に集めることができず、多くの情報の前で、途方に暮れることになるだろう。またStage 3の意思決定でも、物事を決める基準が定まっていなければ決めることができず、多くの情報の中で苦悩することになる。ソーシャルネットワークサービス（SNS）やインターネットで目にした意見に惑わされ、本来の自分の価値観や興味とは異なったキャリア選択をしてしまえば、キャリアプランの実行の過程で、いずれ壁にぶつかるだろう。その時点で、自分自身と再び向き合い直すのも可能だが、ライフイベントやキャリアの壁にぶつかった時に、壁を乗り越える作業と自分と向き合う（自己分析）作業の並行実施は非常につらいことだと思う。

　各Stageを行ったり来たりすることも、臨床診断とキャリアプランニングのStageでは同じだ。例えば、診察・検査結果をもとに、さらなる病歴聴取を行うことがある。キャリアプランニングでも、特定のキャリアの選択肢を探索している時に気づいた何かが、自己省察につながり、自己分析を深めたりもする。そして、再びプランの実行につながることがある。

　前述のとおり「4-stage アプローチ」と臨床診断モデルの類似点は多数あるが、相違点も存在する。患者の診断は、患者を治すための最終的な結論を出す必要がある。しかしキャリアプランニングでは、個人を取り巻く環境や個人の価値観・能力の変化で得られる結論にも刻一刻と変化が生じるため、結論を出すことには大きな意味はない。むしろプランニングのプロセスを合理的に進め、その過程でコンピテンシーを高めることがより重要である。また「キャリア形成の必要性の自覚（Stage 0）」がない場合は、自己分析を始めようというスタート地点に立つことができない。その場合は、まず「自分の人生は自分で選択する」という自覚を持つことから始める必要がある。

大学生の臨床研修（初期研修）マッチングのケース例

❶「Stage 0」キャリア開発の必要性の認識

　卒業という転機にあたって、就職・進学（あるいは意図的留年や留学）という進路を決め、さらにその進路の中で一つの病院を選ばなければならないと自覚する。

❷「Stage 1」自己分析 Self-Assessment

　若者は映画・音楽、スポーツ、インターネット、テレビなどが興味・関心の中心を占め[2,3]、自身を肯定的に捉えている若者は少ないとされている[4]。就職（臨床研修マッチング）にあた

って自己分析をするのは良い職業選択（病院選択・志望科選択）をするためだけでなく、今後の人生の指針を作るうえでも大切だ。また多くの学生はアルバイト以外の職業経験がなく、「知識」以外の「能力」については、実際の成果で表現することができない。そのため、これまでの経験の中から成果を挙げることがイメージできるようなポテンシャル（潜在的な力）を浮き上がらせる必要がある。臨床研修マッチング試験の面接対策として、自己分析は重要性を増してきている。

　学生の場合、職業についての知識が乏しく、就職支援課・キャリアコンサルタントからの情報提供が重要だ。しかし残念ながら医学部においては、それらの支援体制が不十分な状態である。本人がイメージしている診療科以外にも、本人の興味・関心・価値観・潜在能力に適した業種が隠れている可能性がある。複数のツールを用いた多角的な分析が重要だ。

❸「Stage 2」キャリア探索 Career Exploration

　医学生に対しては、マッチング情報誌やマッチング情報サイトで求人情報が豊富に提供されている。求人側から提供されている情報以外にも、卒後臨床研修評価機構や病院評価機構の情報がある。また業界や専門科について解説した書籍も出版されている。データ情報以外にインターンシップ（病院実習）や情報面接（OB/OG訪問）などの方法もある。

❹「Stage 3」意思決定（選択・決断）Decision Making

　一定期間に複数の病院を受験することになるので、厳密な優先順位はつけずに、志望する病院群にエントリー（応募）することになる。実際のマッチング活動ではこのStageでの迷いによって、多くの学生がStage 2〜4を行ったり来たりする。限られた期間に複数病院を受験するため、スケジュール管理が重要である。

❺「Stage 4」キャリアプランの実行 Plan Implementation

　時間的余裕があれば不足しているスキル（パソコン、医学知識、英会話など）を習得するための教育を受けられる。実際には時間がないため、マニュアル本などの表面的な面接テクニックの習得に走ってしまい失敗しがちだ。これが、早期からのキャリアプランが必要とされる所以だ。一般的な大学では、多くの大学が低学年からのキャリア教育に力を入れ始めているが、一部の医学部では自学への囲い込みも見られ、高マッチ率・高自大学出身者率の大学病院も散見する[5]。大学1年生のように就職までの期間が長い場合は「大学生活をいかに過ごすか」「大学時代で何を学ぶか」を考えていくことが求められる。

　エントリーシート、適性試験、面接、マッチング、入職の流れを理解し、各段階の内容や合格のハウツーを習得する。質問される事柄、その病院が求めている医師像を把握し、自分の強みをうまく表現できるようにする。臨床研修医の選考においては志望動機、自己PR、入職後のビジョンが必ず問われる。具体的なエピソードが説得力を生み、明確な価値観と興味の強さが

熱意を伝える。結局、自己分析がしっかりできていないと良い結果は生まれない。

　病院側の採用スケジュールなどの情報入手や面接トレーニングにおいて、サポートグループが有効である。インターネット上には、マッチングに関する情報交換のサイトやセミナー開催情報があり、そこで知り合った学生が実際に集まって自己分析のサポートをしあったり、講師を呼んで勉強会をしたり、模擬面接会を開催したりしている。最近はwebでの開催が一般的になりつつあり、遠隔地からの参加も容易になりつつある。

専門研修およびその後の転出のケース例

❶「Stage 0」キャリア開発の必要性の認識

　望ましい人生設計と社会情勢、病院・大学の状況、家庭の状況を考え合わせ、現職にとどまるか、医局に所属するか、他院へ転職するか、選択しなければならないことを自覚するのが大切だ。異動・出向、役職定年、病院崩壊などの環境変化によって意思決定の必要性を自覚することが多いが、そういったきっかけがなくても常に「なぜ自分はここでこの仕事をしているのか」「本当は何がしたいのか」「したいことをするために、自分に何が不足しているのか」を自らに問いかけ、主体的に職業を選択していくことが必要だ。予測しがたい環境変化を前提にして自分なりの意思決定の基準を準備しておく。

❷「Stage 1」自己分析 Self-Assessment

　改めて「興味」「価値観」「能力」を棚卸しする。自分にとって最も望ましい仕事内容、ワークスタイル、職場環境などについて明らかにする必要がある。同一業務だけに長期間携わっている場合、表面的な職業経験だけで判断せず、埋もれている職業興味や価値観も確認する必要がある。

　転職によって手に入ると思われるもの・失うと思われるものについて、個人的な満足度だけでなく経済的な側面、家庭環境の変化、人間関係の変化、健康面からも考えておかなければならない。

❸「Stage 2」キャリア探索 Career Exploration

　Stage 1で明らかになった職業選択の基準に従って、仕事内容（研修内容）、ポスト・権限、病院規模、給与水準、福利厚生、勤務地、職場環境、知名度、風土などについて具体化していく。具体化した職業（進路）について書籍やインターネットで調べるのはもちろんのこと、絞り込まれた職業についての求人（専攻医募集）案件を探す。求人案件をどう探せば良いか検討する。求人広告などの顕在市場だけでなく潜在市場にアプローチすることも可能だ。多数の求人案件があれば、自身の職業選択の基準によって優先順位をつける。個人・知人などの人脈をフルに活用する。人材紹介業をはじめとする人材ビジネスの活用やその職業（診療科など）に

就いている人が集まりそうな研修会・セミナーに出かけてみるのも有効だ。その職業に就いている人にインタビューできるよう準備する。Stage 2のあたりからは体を使った活動が重要になるため、ストレスを感じる場合もある。実際に「動く」ことへのモチベーションを高めるように努める。

❹ 「Stage 3」意思決定（選択・決断）Decision Making

これまでの情報をまとめ、最も進みたいと希望する職業（進路）を絞り込む。具体的な求職活動に入る前にしっかりと行動計画を立てることが重要だ。自己の「能力」の市場価値を客観的に評価し、志望する進路で望まれているスキル（経験・実績、知識）、予想される待遇（給与・ポスト）、転向が実現する可能性について調べ、検討する。

❺ 「Stage 4」キャリアプランの実行 Plan Implementation

計画どおりに行動できるよう進捗管理を行う。時間と経済面で余裕があれば、望む進路（転職）の可能性を高めるための教育を受けることができる。最適な学習内容と教育機関について調べる。

職務経歴書、履歴書、添え状の書き方、アプローチのための手紙の書き方や電話のかけ方、お礼状の書き方、面接の受け方など具体的な求職スキルも習得する。

どの病院でも問われる自己PRや志望理由以外にも、志望している病院の状況〔経営環境、研修環境、事業展開、人員構成、意思決定スタイル、求人部門の仕事内容（研修内容）〕から面接での質問が予想し、答えを準備する。

転職の場合は、選考が進んだ段階で入職にあたっての条件交渉について考える。

おわりに

「自分にとって何が重要なのか」を深く考えることが、キャリアプランニングで最も大事だ。時間がかかっても、自己理解をしっかり行い、後悔のない意思決定をできるようになってほしい。

【参考文献】

1）ROADS to Success. Is a practical career-planning handbook for all postgraduate doctors.
　　http://cmec.info/wp-content/uploads/2011/07/Roads-To-Success1.pdf（閲覧日：2023年12月1日）
2）内閣府．子供・若者の意識に関する調査（令和元年度）. https://www8.cao.go.jp/youth/kenkyu/ishiki/r01/pdf-index.html（閲覧日：2023年12月1日）
3）内閣府．こども・若者の意識と生活に関する調査（令和4年度）. https://www8.cao.go.jp/youth/kenkyu/ishiki/r04/pdf-index.html（閲覧日：2023年12月1日）
4）内閣府．令和元年版 子供・若者白書.
　　https://www8.cao.go.jp/youth/whitepaper/r01honpen/index.html（閲覧日：2023年12月1日）

5）厚生労働省. 大学病院（施設別）における自大学出身者の比率.
　　https://www.mhlw.go.jp/content/10803000/000847241.pdf（閲覧日：2023年12月1日）

（賀來 敦）

病院実習や病院見学には、いつから行けばよいですか？

　「学年にかかわらずできるだけ早くから行ったほうがよい」です。
　一般的な就職活動（就活）では、インターンシップという就業体験制度が導入されており、多くの大学生が低学年から自分の将来に関連する就業体験を行っています。「臨床研修マッチング＝就活」と考えると、医学部生も同様に、**就活としての病院実習**を早期から積極的に行うべきと思います。医学知識や技術がない低学年でも、見学の申し込みは問題なくでき、むしろ好印象が得られます。また病院見学に行くことで、自分がどんな施設に興味があるか、どんな医師になりたいかを考えるきっかけにもなります。指導医や研修医と交流し、顔と名前を覚えてもらうことができれば、将来的に有利になる場合もあります。ただし、人気の高い有名臨床研修病院では見学が混み合うため、低学年からの受け入れが難しいことがあります。その場合は高学年になってからチャレンジしてください。
　私は**専門研修も視野**に入れ、3年生の夏以降の4年間で17施設を訪れました。病院見学も回数を重ねるにつれコツがつかめ、他の学生よりもアピールしやすくなるので、早めの計画・行動がオススメです。

（賀来 敦）

あなたのキャリア開発行動はどれくらい自律しているのか

はじめに

「キャリアにおける選択や行為の帰結の責任は個人に帰属する」。しかし"組織"に所属していると、個人のキャリアにおける責任が組織にあるかのように錯覚してしまい、実際にキャリア破たんが生じるまで「誰かが何とかしてくれるかもしれないという甘え」を持っていることは少なくない。ここでは「キャリア開発行動のステージ分類」を用いて、どの程度自分自身がキャリアプランニングに主体的に取り組んでいるかを判定する。

注：ここでの「組織」とは2名以上のグループ（家族・医師集団・医局・病院など）を示す。

進め方

1) キャリアについて、自分に当てはまる数字を選ぶ（1. 当てはまらない、2. あまり当てはまらない、3. どちらともいえない、4. やや当てはまる、5. 当てはまる）。

2) 選んだ数字を右の空欄に転記する。

当てはまる数字

		A	B	C	D	E
キャリアにこだわりはない。今すぐキャリアを決めたり計画を立てたりするのは、あまり意味がない	→					
自分のキャリアの選択肢を探ってみたいと思っていた	→					
今後数か月の間に、自分自身をよりよく理解するつもりである	→					
私は今、自分のキャリアの意思決定や計画を一生懸命考えている	→					
自分が決めたキャリア形成や計画を実行できないかもしれないと思うと不安だ	→					
キャリアプランニング（職業を特定すること）は自分にはあまり関係ないので、キャリアカウンセラーやキャリアセンターに相談しても時間の無駄だと思う	→					
今後1か月以内に、自分のキャリア形成について相談に乗ってくれる人を探すつもりである	→					
悔しいが、自分のキャリアスキルやキャリアプランについて再考する必要があるのではないかと感じている	→					

		A	B	C	D	E
キャリアプランニングについて話すことは誰でもできる。私は実際にそれを行っている	→					
自分のキャリアをどう計画するかアイデアがもっと欲しい	→					
キャリア形成のための意思決定やプランニングに積極的に取り組んでいる	→					
キャリアセンターの誰かが私に何か良いアドバイスをくれると思うので、今後1か月以内にその人を見つけるつもりである。	→					
キャリアセンターはキャリアプランの相談に乗ってくれると思う	→					
キャリアプランのことはよくわからないが、特に変える必要は何もない	→					
せっかく決めた進路や、キャリアプランを、何度もやり直すことがある	→					
3）A〜E欄の数字を足す。	合計					

4） 3）の合計（A〜E欄の足した数字）を3で割る。その数字をグラフに記入する。

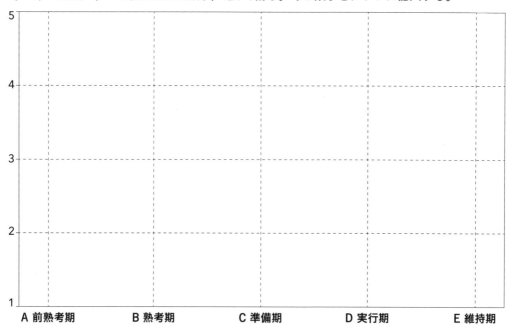

A 前熟考期　　B 熟考期　　C 準備期　　D 実行期　　E 維持期

解説

　このアンケートでは、職業キャリアの開発行動を、行動変容ステージの5段階に分類して評価している。数値の高い「期」が、あなたが現在いるステージだ。

キャリア開発行動	解説	対策	お勧め
A 前熟考期	キャリア開発を進める必要性を感じておらず、真剣に考えていない段階	キャリア開発に取り組むメリット、取り組まないデメリットを考える	コラム全般
B 熟考期	自分の抱えている問題に時々意識を向けはじめ、それに対処する方法を考え始めているが実行する意思がない段階（例：現在の仕事に不満があることに気づく）	具体的な方法や過程について正しく理解する。行動を実施しない場合のネガティブイメージ、変えた場合のポジティブイメージを思い浮かべる	第2部 知識編（→P.147参照）
C 準備期	行動を実行したいと思っている段階。自分の問題をある程度把握し、どうすれば望ましい変化を起こせるかを真剣に考え始めている（例：仕事を辞めることを考える）	適切な目標と方法を決めて、行動計画を立てる。周りの人に宣言するのも有効。これから取り組むうえでの、自信度や重要度を数字で挙げてみる	第1部 第2章キャリアプランニングのためのワーク（→P.21参照）
D 実行期	キャリアの方向性や専門分野に関する十分な情報を得たうえで、決定や変更につながるような行動に取り組んでいるが今後の持続に自信のない段階	今までのキャリア開発実践の振り返りが有効。また職場や家庭などの環境要因がある場合は、周囲からの理解や協力が必要	第1部 第3章困難な状況に対応するためのワーク（→P.120参照）・環境状況分析ワーク（→P.60参照）
E 維持期	キャリア開発の実践に取り組み、その持続に自信がある段階	個人ワークだけでなくグループワークの実施は、キャリア開発行動に新しい意義を与える。他者支援の役割を担うことは、行動の持続をより確かにする	第1部 第4章複数人数で行うワーク（→P.134参照）

おわりに

　キャリア自律とは、個人が自分のキャリアに興味・関心を持ち、主体的にキャリア開発を行うことである。自律した行動は自分自身の価値を高め、自己成長や自己実現を促し、将来的なキャリアの幅を広げる。しかしキャリアの自己責任を他者から強調されて、自覚するだけでは、キャリアの自律的行動や開発行動には結びつかない。やりたいことの明確なイメージや得意分野、自分のキャリアを良いものにしたいという関心の強さが、キャリア形成を進めていく。そのためには迂遠ではあるが自己分析が重要である。次節以降で行う自己分析にしっかりと取り組んでほしい。

【参考文献】

・ Hammond MS. Validating a measure of stages of change in career development. Int J Educ Vocat Guid. 2017: 17; 39-59.
・ Hammond MS. Helping Clients Change: The Stages of Change Model and Career Development Work. https://www.ncda.org/aws/NCDA/page_template/show_detail/87526?model_name=news_article（閲覧日：

2023年12月1日）
・ 諏訪茂樹, 他. 行動変容ステージと支援技術. 日本保健医療行動科学会雑誌. 2019: 34; 1-6.
・ 堀内泰利, 他. キャリア自律を促進する要因の実証的研究. 産業・組織心理学研究. 2016; 29: 73-86.

（賀來 敦）

どこの病院に見学に行けばよいですか？

　低学年のうちはどこでもよいので、まずは**自分の興味のある医療機関に行ってみる**ことが大事です。医療機関ランキング本や医師のインタビュー雑誌などを参考に、感銘を受けた医師のいる施設や有名医療機関を探してみましょう。見学に行って活躍している医師と直接話すと自分のモチベーションも上がりますし、さらに**その分野で有名な他の施設**を知ることもできます。病院・診療所だけでなく、他の分野（行政・研究・起業した医師など）も訪ねると良いでしょう。私は、臨床研修病院合同説明会を主催していた医師向けの人材派遣会社に3年生から登録し、医師のインタビューや臨床研修病院紹介が載っている無料情報誌やメールマガジンの購読を始めました。これらは情報収集に非常に役立ちました。さらに学生向けの医学セミナーなどに参加すると、様々な施設の医師と話す機会が得られます。

　大学の先輩研修医からの「そんなに早い時期から行かなくて大丈夫」「医者になったら遊べないんだから、今のうちは部活や遊びに精を出せばいいよ」といったコメントは少数派の意見と思ってください（自大学へ就職する研修医は全研修医の1割程度）。大学にいる研修医の6割が自大学出身の先輩のため彼らの意見が耳に入りやすいですが、人は手に入りやすい情報をもとに誤った判断をすることがあります（利用可能性ヒューリスティック）。これは間違った決断の原因になるので注意してください。

（賀来 敦）

STAGE 1

01 | キャリアアセスメントの目的と種類

はじめに

アセスメントとは、評価や査定などの意味を持つ。環境、人事、医療、建設など多くの分野で使用されている。その中でキャリアアセスメントとは、客観的に個人の能力や適性を判断するものである。

アセスメントの目的

- ・自分自身の能力・適正、興味、関心、価値観は何か、より深く理解する。
- ・得手・不得手、好き・嫌いなどからキャリアの選択傾向を知る。
- ・自律的な意思決定を促す。
- ・自分自身の持つ非論理的信念（否定的な側面）を明確にする。

アセスメントの分類（表2）

フォーマルアセスメント	・尺度が標準化されている（信頼性・妥当性が確保されている）。 ・マニュアルに従うことで誰にでも検査を実施することができる。 **注**：利用や実施については資格や基準が示されているものが多く、誰でも実施可能であるわけではない。 ・結果は数量化され、数値に基づいた評価ができる（ただし、意味を理解しないと数値が一人歩きする危険性がある）。 ・実施者の先入観が入りにくい。 **＜測定要素＞** ①性格、②興味・関心、③価値観、④基礎能力、各種能力、⑤スキル、⑥コンピテンシーなど
インフォーマルアセスメント	・尺度が標準化されていない。 ・目的に沿って、個人的に考案した方法やツールを用いることができる。 ・単に数量化によって評価するのではなく、反応に至るまでの経過や反応の仕方をも考慮した評価ができる。 ・実施者の主観や経験によって、情報の性質が歪められやすい。

フォーマルアセスメント一例：ストレングス・ファインダー

ストレングス・ファインダーは、Donald O. Clifton が開発した自分の資質を見つけるための自己分析ツールで、Gallup 社が提供している。Webサイト上で177個の質問に答え、34資質に順位をつけることで、「何があなたを際立たせているのか」を明らかにする。

自分の強みを見える化するために用いられるアセスメントツールである。なお、このwebアセスメントツールへのアクセス権付き書籍は日本経済新聞出版から販売されている。

▶ 表3　ストレングス・ファインダー

<資質の例>

分析思考	調和性	戦略性
未来志向	個別化	運命思考
収集心	親密性	共感性
学習欲	原点思考	包含
適応性	着想	ポジティブ
成長促進	内省	

インフォーマルアセスメント一例：カードソート

「価値観」を知る場合、様々な価値（収入、自由、時間、挑戦、創造性など）が描かれた1枚ずつのカードを選択することで、その重要度に優先順位をつけ、自分が価値を置くものは何かを理解する方法である。

利用時の注意点

いずれの検査にも限界があることを理解し、検査結果から即座に自分自身のパーソナリティや適性を断定し、自分自身に特定のレッテルを貼らないことに留意する。

おわりに

このワークブックでは、アンケートで数値化するフォーマルアセスメントと、段階的にワークを進め自己理解を深めるインフォーマルアセスメントを掲載している。特にインフォーマルアセスメントは、指示に沿って進めてほしい。

【参考文献】

・ 宮城まり子. キャリアカウンセリング. 駿河台出版社, 2002. p. 274.
・ 木村 周. キャリアコンサルタント理論と実際3訂版. 雇用問題研究会, 2013. p. 376.
・ 渡辺美枝子. 新版 キャリアの心理学 第2版 キャリア支援への発達的アプローチ. ナカニシヤ出版, 2018. p. 264.
・ トム・ラス. 古屋博子, 翻訳. さあ、才能（じぶん）に目覚めよう 新版 ストレングス・ファインダー2.0. 日本経済新聞出版, 2017. p. 228.

（橋本 富美子）

STAGE **1**

02 |「働きがい」につながるあなたの価値観は？

はじめに

　働く人たちの仕事に対する価値観が多様化し、働きがいも人によって異なる。ここでは医師・医学生向けの「価値観カード」**（表4）** を用いて、自身が重視する価値観を明らかにする。

▶ 表4　価値観カードの内容

報酬	より良い給料を得られる可能性
働く場所	国の特定地域で働く
競争	非常に競争性のある専門領域で働く
多様性	異なる仕事で様々な責任を持つ
自分の時間をマネージメントする	異なる仕事に取りかかる時に柔軟性（フレキシビリティ）がある
自立・独立	あなた自身のしたいように仕事ができる
仕事ペース	仕事の速度が早い
友人	同僚、会社の人との良い関係の構築
マネージメント・管理	臨床業務をマネージメントする機会がある
尊敬	高い地位の仕事
興奮・刺激	重圧の中で臨床の決断をする
創造力・美的追求	新しいアイデアややり方を考えること
技術	専門性の高い外科や診断科で働く
患者とのコンタクト	たくさんの患者と触れ合う環境
病院勤務	病院で専門を活かす
地域社会に根差す	地域に密着した専門性を持つ
雇用の安定	あなたの仕事はいつもあなたのために用意されている
社会的評価	あなたがする仕事に対して感謝されること
秩序/完璧性	特別なケアや精密さを必要とする仕事で働く
プライベートの時間	専門性を活かしながら満足なワークライフバランスが成し遂げられる
指導・スーパーバイズ	責任を持って指導をする
継続的なケア	患者に継続してケアを提供可能な専門領域
学ぶ	新しいことを学び続け、役割の変化に素早く対応する
他者への奉仕	なんらかの方法で個人、グループ、社会を手助けする役割
組織	有名な病院・医療機関・医局・団体で働く
エキスパートであること	専門的な知識・技術者として有名になる

冒険性・挑戦	頑張ることや新しい問題に取り組むこと
昇進	昇進のチャンスがある
研究	研究する機会がある
予測性	予想できるルーティンワークがある
協調性	チームとなり一緒に働く
コミュニティ	地元のコミュニティに関わる仕事ができる
教育	他人に教える機会がある
肉体的な挑戦	身体的にきつい仕事
患者のタイプ	特定の患者グループと共に働く
フレキシブルな働き方	パートタイムで働くことが可能

※価値観カードは、金芳堂HPの特設サイトからダウンロードできます。

進め方

Ⓐ 価値観カードの分類

1) **表4**の価値観カードを4つに分類する。

   とても重要 ・ まあまあ重要 ・ 今は重要ではない ・ 重要ではない

2) もう一度全体を見直し、入れ替えなくて良いか、考える。
   「とても重要」を、7〜8枚にする。

3) 自分のキャリア決定意思に関係する価値観で、カードにないものがあれば、白紙カードに
   追記する。追記した価値観を分類する。

4) 可能であれば、"とても重要"のカードに順番をつける。

Ⓑ "とても重要"な価値観の分析

1) "とても重要"な価値観のリストを書き出し、以下の設問に答える。

   ①_____   ②_____

   ③_____   ④_____

   ⑤_____   ⑥_____

⑦ _____   ⑧ _____

ⓒ 設問

1) リストの中に意外なカードはありますか？ リストを見て、気づくことはありませんか？

> 気づいたこと・得られたことをなんでも良いので書き出してください
>
>
>
>
>
>
>
>

※さらに、 深掘り質問カード を使って、考えを深めてください。

2) 時と共に、価値観はどう変わりますか？ 5〜10年後に"とても重要"になる価値観はありますか？

> "重要な"価値観の変化の移り変わりをイメージして書きとめてください
>
>
>
>
>
>
>
>

※さらに、 深掘り質問カード を使って、考えを深めてください。

3) "とても重要"な価値観の中で、仕事に関係しそうにない価値観はありますか？ 仕事以外で、その価値観を満たす方法はありそうですか？

> それで、満足できそうですか？ 不満足のままで、終わりそうですか？
>
>
>
>
>
>
>
>

※さらに、 深掘り質問カード を使って、考えを深めてください。

　価値観は人によって様々で、重要視するポイントは物事のとらえ方によって大きく変化する。常に（あらゆる状況でも）重視する価値観もあれば、他の価値観に影響を受けて重視する価値観もある（例：「家族の生活を重視する」価値観は「十分な収入を重視する」価値観につながる）。今に満足していないため重視するようになる場合もある（例：生活に困窮しており、すぐ稼げる仕事を重視する）。また重視する程度、満足できる水準も人によって異なり、例えば給与も高ければ高いほど良いのか、一定水準以上であれば良いのか、一定水準以下だと絶対に満足できないのか、いつまでにその額が必要なのかなど様々なパターンが考えられる。

　そして価値観は人生観とも深く関係している。自分の重視する価値観を同定する時には、強く影響を受けた人物や書籍、進路などの選択を行った時の判断基準、苦しかった時の支え、満足度が高かった時の要素（やっていたことや環境）、自分の信念などの「深掘り」が有用だ。

おわりに

　以下に、対比すべき仕事上の価値観のリスト（**表5**）を示す。価値観カードでわかるのはごく一部にすぎない。リストに沿って自分の価値観を再確認し、深掘りしてほしい。

▶ 表5　価値観のリスト

① 対人関係	働き方（一人/少人数/大集団）、関係性（民主的/権威的構造下、フォーマル/カジュアル）、接触頻度（院外他社が多い/院内スタッフ中心）、同僚（競争的/協力的）、上司（即断即決/熟慮型）
② 職場環境・勤務時間	雑然とした職場/整然とした職場、院内/院外、屋内/屋外、都会/地方、出張の頻度・期間・移動距離、残業や休日出勤・労働時間、休日（固定/不規則）、通勤圏内に必要な施設はあるか（学校・保育）
③ 業務範囲・責任範囲	裁量権・責任範囲（部下人数）、給与（成果性出来高払い/総合評価）、昇進可能性、異動可能性、接する人の多様性
④ 諸利益（ベネフィット）	給与・付加給付（ボーナス・ストックオプション・退職金・福利厚生制度）の現状と将来予測、雇用の安定度（財務状況・資産状況・キャッシュフロー・病院規模など）
⑤ 内面的やりがい	社会貢献度、業務難易度、業務内容の多様性、同僚のレベル（知的水準）、得られる地位・名声、自身の成長（スキル・資格の取得）

【参考文献】

・ ROADS to Success. Is a practical career-planning handbook for all postgraduate doctors.
　http://cmec.info/wp-content/uploads/2011/07/Roads-To-Success1.pdf（閲覧日：2023年12月1日）

（賀來　敦）

STAGE 1

03 | 今までのライフイベントと人生満足度を まとめて見よう

はじめに

　生まれてから現在に至るまでの人生を1枚のシートで振り返るワークである。時系列で印象に残っている出来事を思い出しながら、自分の興味・価値観・能力を認識できるツールが「ライフラインチャートワーク」である（**表6**）。ここでは、ライフラインチャートを用いて自分の人生満足度と興味・価値観について振り返る。

▶ 表6　ライフラインチャートの例

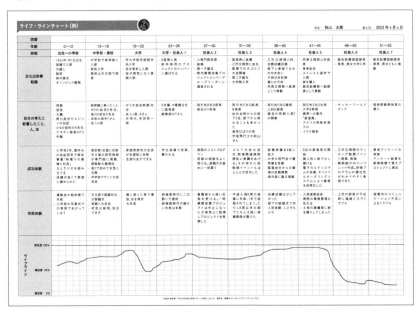

※ライフラインチャート（記入式、例）は、金芳堂HPの特設サイトからダウンロードできます。

進め方

Ⓐ ライフラインチャートシートに自分のライフキャリアを書いてみる。

1）　シートに、生まれてからこれまでの中で、印象に残っている出来事を時系列で記載する。
　　→ 年齢の区切りは、今のあなたの年齢に合わせて書きやすい枠を作成する。実年齢が低いほど細かく区切ったほうが振り返りやすい。

2）　次に、その出来事に遭遇した時に感じたこと・考えたことを、その時に影響を受けたことやものを記載する。

最後に、その時の幸福度や満足度を折線グラフで表す。表の真ん中を「満足度50％」とし、満足度の高低を書いてみる。

注：思い出せないこと、思い出したくないこと、書きたくないことなどは書かなくて良い。

Ⓑ 記載したシートを眺め、自分のライフキャリアを振り返ってみる。

1) 自分自身で書いたものを眺めながら振り返ってみる。

2) カウンセラーや仲間と話をしながら振り返ってみる。

　じっと眺めたり、話をしたりすることで、自分の興味・能力・価値観と、その手がかりになるような出来事や物事が見えてくることがある（興味と能力については、Stage 1の6・8で解説／→P.47・53）。

Ⓒ 設問：気づいたことをなんでもいいので書き出してみる。

1) 起こった出来事やその時感じたことと満足感は一致していますか？

> **① 最も高い満足度はどんな出来事でしたか？**
>
>
> **② 満足感が高いものに共通点（傾向）はありますか。その時にやる気が出ましたか？**
>
>
> **③ 出来事と満足感が一致していないことがありますか。なぜだと思いますか？**

※さらに、 深掘り質問カード を使って、考えを深めてください。

2) あなたが強く影響を受けた人物や書籍、メディアなどは何ですか？

> **① それに影響を受けたのはなぜでしょうか？**

② 影響を受けたものに共通点はありますか？　それはなぜでしょうか？　なかった場合もそれはなぜか考えてみましょう。

※さらに、 深掘り質問カード を使って、考えを深めてください。

3) 影響を受けた人やものが、今のあなたの考え方や行動に影響していますか？

① あなたの何に一番影響していますか？

② どのように影響しましたか。それはなぜでしょうか？

※さらに、 深掘り質問カード を使って、考えを深めてください。

4) 満足度が低い（谷の）状態から立ち上がっていく時のことを思い出してください。

① その時、どのような考え方をして、どんなことをしましたか？

② そこで学んだことは何ですか？

※さらに、 深掘り質問カード を使って、考えを深めてください。

キャリアをライフキャリア、いわゆる人生全体との関わりの中でとらえるとすると、必ず自分の人生を振り返ることが必要になる。もちろん仕事や職場に関する出来事のみ振り返ることもできるが、果たしてあなたのキャリアは、それで語り尽くせるだろうか。あなたは自分のキャリアをどこでどのように選択し、どんなふうに歩んできたのか。何かを決断する時、あなたは何に影響され、何を拠り所とし選び取ってきたのだろうか。自分の興味・能力・価値観を見つけて、この先に続くキャリアを考える時に、その手がかりを見つけることができるツールがライフラインチャートワークである。

キャリア支援に携わる筆者らは、クライアントのキャリアを一緒に考えるうえで、クライアントが描くライフラインチャートから、その人が自分のキャリアの中で大事にしてきたもの、自分でも気づいていない人生におけるテーマ「反復される中心的な考えによって織られたパターン[1]」があぶり出されていくことを一緒に体験する。クライアントは、自分が描いたものをきっかけにして、自分のキャリアアイデンティティを明らかにすることもできる。また、これまでのキャリアに関する一見バラバラの小さなストーリーが、意味あるものとして意識されるようになる。その結果、それぞれがつながり、現在に至るまでの大きなキャリアストーリーとして描かれることを発見し、今後の方向性を見出したり、再確認の機会を得たりすることができる。

おわりに

一度ならず、何度も働く場や働き方を変えながら働いていくキャリアが普通になってきている現代、医師の働き方も多様になってきている。変化するキャリアに対応する時、ライフラインチャートで発見した自分のライフテーマやストーリーを拠り所に、未来に向かって進んでいく手立てになる。迷っている時にはぜひやってみてほしい。

【参考文献】

1）マーク・L・サビカス. 日本キャリア開発研究センター, 監訳. キャリアカウンセリング理論〈自己構成〉によるライフデザインアプローチ. 福村出版, 2015.

（草柳 かほる）

04 | ロールモデルを批判的吟味し、 私的な価値観・興味に基づいて分析する

はじめに

　専門領域の選択に影響を与える要因として「ロールモデルの影響」は最も強固なエビデンスを持っている。ここでは「ポジティブなロールモデル」と「ネガティブなロールモデル」の双方を用いて、自身が重視する興味や価値観を明らかにする。

進め方

Ⓐ ポジティブなロールモデルの分析

1)　あなたが「ポジティブなロールモデル」と考える医師を挙げる（複数可）。

2)　その医師について、次の質問に答える。

ⓐ その医師のどんなところを特に尊敬していますか？

注：医師が働いている具体的な例を思い浮かべ、複数のポイントを記載。

> 例：
> ・臨床知識の深さ、スキル、気質、熱意、リーダーシップ、患者との接し方など
> ・親・夫/妻・余暇人・地域における役割の果たし方など

※さらに、 深掘り質問カード を使って、考えを深めてください。

❺ 質問（ⓐ）をもとに、あなたの仕事が充実するために特に重要ポイントを記載してください

（空欄）

※さらに、 深掘り質問カード を使って、考えを深めてください。

ⓒ 質問（ⓐ）をもとに、仕事以外が充実するために特に重要ポイントを記載してください

（空欄）

※さらに、 深掘り質問カード を使って、考えを深めてください。

Ⓑ ネガティブなロールモデルの分析

1） あなたが「ネガティブなロールモデル」と考える医師を挙げる。

注：数分かけて考え、名前の記録はしない。

2） その医師について、次の質問に答える。

ⓐ その医師のどんなところが嫌ですか？

注：医師が働いている具体的な例を思い浮かべ、複数のポイントを記載する。

（空欄）

❶ 質問（❸）は、あなたが仕事やそれ以外で重視するどんな要素を示しますか？

※さらに、 深掘り質問カード を使って、考えを深めてください。

解説

キャリア教育とプロフェッショナリズム教育にはいくつかの共通点がある。どちらも、必要な技能や知識を身につけることによって、将来のキャリアに備えることを目的としている。ただし、キャリア教育は、個人が自分の興味や強みを明確にし、キャリアの選択肢を探り、選んだ分野で成功するために必要なスキルを身につけることを支援することに重点を置いている。一方、プロフェッショナリズム教育は、職業人として望ましい専門的スキルと態度を身につけることに重点を置いている。そのため医学教育の中で、キャリア教育とプロフェッショナリズム教育はしばしば混同され、特に"キャリアロールモデル"と"プロフェッショナリズムロールモデル"の区別が不十分である。

キャリア教育におけるロールモデル（role model：役割モデル）は**生き方の例示モデル**であり、学習者自身の価値観・興味の再認識に用いる。複数人の役割モデルから、共感できる興味/価値観のパーツを一部ずつ取り出し、取り出したパーツを組み合わせて自分という概念モデルをくみ上げていく。すなわちアイデンティティ/自己概念の確立のための手法であり、また自己概念と外的環境（外部ニーズ）とのすり合わせに用いることも可能だ。

一方、プロフェッショナリズム教育のロールモデルは、**プロフェッショナルの役割期待モデル**として、目指すべき理想の医師像や望ましい価値観・役割の提示に用いられる。大学や自治体が作成・配布している『医師のロールモデル集』などの冊子はまさしくこのような目的に用いられる。

しかし、「提示された医師像を"目指さなければならない"」といった義務感/責任感の醸成が、燃え尽き（詳細は、第2部 第3章／→P.156）を増加させうる危険性はあまり知られていない。その防止にはAlbert Banduraの社会的学習理論の観察学習（モデリング学習）の4段階プロセス「①注意過程（どの情報を選び取るのか）」「②保持過程」「③運動再生過程」「④動機づけ過程」に沿った介入が必要だ。特に②で漠然としたイメージを言語化し、適切な象徴的表象に落とし込んだうえで、③モデル行動と一致した行動の再生を行うためのスキルが必須である。この場合のスキルには、いわゆる一般的業務能力（社会ビジネススキル）・対人関係能力なども含まれることが多い。

おわりに

　プロフェッショナリズムの定義は様々であり、定義の細かな議論を繰り返すことや一つの定義だけを教えることは妥当ではないと言われている。しかし「望ましいとされる医師像」を体現している「プロフェッショナルロールモデル」の紹介では、人物選定の時点で「プロフェッショナリズムの定義づけ」がなされている。このことは、個人の価値観の尊重と自己決定のサポートが重視されるキャリア教育/支援においては望ましくない状況である一方、医師のキャリア教育が支援者の自助努力でまかなわれている現状ではやむを得ないともいえる。

　本書ではどのような人物選定でも問題なく、キャリアロールモデル（生き方の例示モデル）として取り扱いが可能なワークを提示した。社会的学習理論を用いたプロフェッショナリズムロールモデル教育については他書に譲りたいと思う。

【参考文献】

・ 宮田靖志. プロフェッショナリズム教育の10の視点. 医学教育. 2015: 46; 126-132.
・ 渡邊洋子. 専門職のキャリアをめぐる現代的課題. 京都大学生涯教育フィールド研究. 2016: 4; 3-16.
・ 渡邊洋子. 総論：日本の医療専門職の特徴. 社会保障研究. 2019; 3: 458-475.
・ ROADS to Success. Is a practical career-planning handbook for all postgraduate doctors.
　http://cmec.info/wp-content/uploads/2011/07/Roads-To-Success1.pdf(閲覧日：2023年12月1日)

（賀來 敦）

私の研修病院チェックポイント　〜総論〜

　リストは、病院実習の中で自分の**価値観・能力・興味を把握**しながら作成してください。項目は個々人で異なり、また時間と共に変化します。私は優先項目が「給与」や「QOL」でも構わないと思っています。自分が人生で何を重視するかをもとに考えてください（→P.96、100、119、181参照）。

（賀來 敦）

05 | 80歳の自分について夢想する

はじめに

　キャリアを考える際、早い段階で「80歳頃の自分」について考えることは重要だ。なぜなら概ね平均寿命は80歳前後で、人生の集大成を考えるうえでの良い指標になるからである。この答えを持たずにキャリアプランニングを進めると、キャリアの迷子になることが多い。ここでは、「80歳の自分について」考えることで自身の人生目標を明らかにする。

進め方

　次の問いかけでスタートする。

　「今夜、あなたの80歳の誕生日を祝うパーティーがある。家族・親友・同僚/上司/後輩・ご近所さんを代表して、何人かの人がスピーチをしてくれるようだ。あなたの人生で、あなたはどんな役割を果たしてきたのか、あなたが生きていくうえで何を大事にしてきたのか、どんな方向に歩んできたのか、どんな存在だったのか。さて、どんなことを語ってくれるのだろうか。」

あなたはスピーチでどんなことを語ってもらいたいですか？　大まかに5つ書いてください。

-
-
-
-
-

なぜ、この5つのスピーチの内容を語ってもらいたかったのですか？　それぞれについて教えてください。

-
-
-
-
-

※さらに、 深掘り質問カード を使って、考えを深めてください。

この質問では、あなた個人にとっての長期的な成功とは何かが明らかになる。

> あなたの人生において「成功」とはどんなことですか？　上記を参考に1文で示してください。

※1文にまとめたものを、再度 深掘り質問カード を使って、考えを深めてください。

おわりに

　優れたメンターは職業キャリアだけではなく、個人全体に焦点を当てる。そしてメンティーに対する最も大切な質問として「**長期的な成功を個人的にどのように定義するのか？**」を問いかける。このワークではメンタリング（カウンセリング）を紙上で再現し、あなたに問いかけた。あなたの「人生にとっての成功」を定義せずにキャリアを考えることは、最終的な目的地を念頭に置かずに航海するようなものである。成功の定義には、個人の興味や価値観などが含まれており、例えば人間関係・子供・健康などが昇進や経済的成功よりも重要である可能性がある。今回のワークを通して、自分の重視する価値観を見直してほしい。

【参考文献】

・ Rick Woolworth. Great Mentors Focus on the Whole Person, Not Just Their Career. Harvard Business Review. https://hbr.org/2019/08/great-mentors-focus-on-the-whole-person-not-just-their-career（閲覧日：2023年12月1日）

（賀來 敦）

06 | あなたの興味や関心はどこにありますか？

はじめに

　ライフラインチャートの中にある出来事と満足度（第1部 第2章 今までのライフイベントと人生満足度をまとめて見よう／→P.37参照）を振り返りながら、自分の興味・関心について注目するワークである。満足度に対する要因や今後進んでいくキャリア（仕事・業務）のヒントとなる。ここでは再度ライフラインチャートを用いて、自分の興味・関心を特定する。

進め方

Ⓐ 自分で記入したライフラインチャートの出来事と満足感を眺めてみる。

1) 自分の興味について自覚・無自覚な対象を見つける手掛かりを探すために、以下に注目してライフラインチャートを眺める。

ⓐ 多くの時間を割いて取り組んでいたものは何ですか？

ⓑ 集中して取り組んだこと、夢中になってやっていたことは何ですか？

ⓒ 頻繁に思い出すこと・つい気になってしまうことはありますか？

ⓓ よく読む本、よく観る映画、よく聴く音楽は何ですか。その共通点は？

ⓔ 頻繁に行く場所・自由な時間にしていた、したかったことは何ですか？

※さらに、 深掘り質問カード を使って、考えを深めてください。

2) 1) で洗い出した自分の【興味の対象】を、キャリア（業種・職種）に置き換えて、自分の仕事に関する興味の対象について考え書き出してみる。
　　・就業中、または働いたことがある人は、以下について考えてみる。

・学生や未就業の人は、アルバイトや学校行事などで置き換えて考える。

業務上扱う対象、仕事の結果生み出されるもの（機械、道具、素材、人、動植物、金銭、サービス、情報、データ、言葉、アイデア、数字、音楽、造形、特定の地域・空間など）

ⓐ 仕事の中で、あなたは何を扱っていると楽しいですか？

ⓑ どんな仕事の結果が出た時に喜び（満足感）を感じますか？

※さらに、 深掘り質問カード を使って、考えを深めてください。

仕事の内容や目的に関する興味　→　＜主に「職種」に対応＞

人を管理・指導する仕事、定型的・慣習的な仕事、技術的・実用的な仕事、科学的・研究的な仕事、創造的・芸術的な仕事、社会貢献・福祉的な仕事（ホランドの分類）

ⓐ あなたは何を対象に仕事をしていますか（したいですか）？

ⓑ 最も自分らしさが出せたのはどんな仕事をしている時ですか？

解説

　人は、興味があることに関しては夢中になり、モチベーションを維持しながら取り組んでいける。逆に、興味がないことに対しては身が入らず効率も下がってしまう。仕事に関連した興味の方向性を知ることは、選択した仕事やそのキャリアを大きく左右する要素になっており、キャリアチェンジのきっかけになる。

　ライフラインチャートを活用し自己分析することで、自分の興味分野を同定することができれば、なぜ今自分が仕事に対して満足（または不満足）であるのかを明らかにでき、今後どのような仕事を選択していけばいいのか（マクロな視点）のみならず、今の仕事の中で満足が得られるような業務内容（ミクロな視点）を見つけられる。興味・関心の分析は、現在の仕事の満足感を高められ、次のステップへの足掛かりとなる。

おわりに

　本来医師という職業は、興味関心の対象やベクトルが多様であり、自分の興味の対象によって活躍できる場も様々である。特に総合診療医・家庭医療専門医は「健康の社会的決定要因（個人または集団の健康状態に違いをもたらす経済的、社会的状況）」への介入（パートナーシップやアドボカシー）が仕事に含まれる（第2部 第3章 健康の社会的決定要因への対応と医師のキャリア／→P.170参照）。これらは、かつての臓器別専門医の視点では「いわゆる医師の仕事ではない」という認識があったが、そうした意見にとらわれず、ぜひ自分の興味の対象をキャリアの視点を取り入れて見つけてほしい。

【参考文献】

・ 下村英雄. 成人キャリア発達とキャリアガイダンス―ライフライン法の予備的分析を中心とした検討. 労働政策研究・研修機構ディスカッションペーパー 09-04.
　https://www.jil.go.jp/institute/discussion/2009/09-04.html（閲覧日：2023年12月1日）
・ 渡部昌平. 社会構成主義からライフ・キャリア適応を考える. 秋田県立大学総合科学研究彙報. 2016: 17; 19-23.

（草柳 かほる）

07 キャリアビジョンを明らかにし、目標達成への筋道をつける

はじめに

　キャリアビジョンとは、自分のありたい姿（理想像・目的地）を明確なイメージにしたものだ。目標（ビジョン）設定の意義は4つある。「①目標の理解と遂行のガイドとなりモチベーションを刺激」「②効率的・効果的な目標到達にあたっての方法選択・資源準備・時間配分の計画立案に寄与」「③目標を達成か否かの評価が可能」「④第三者との目標・評価の情報交換の易化」である。

　ここでは、なりたい自分になるために、ゴールを明確にし、その目的に向かって進んで行くための中間目標を作成する。

進め方

1) 自分の価値観を具体的に記入（価値観ワーク／→P.33参照、例：他者への影響力：自らの技術を活かし、支援したい、患者さんを元気づけたい、病気を治したい）。

2) 価値観をもとにした、人生目標を書く（第1部 第2章 80歳の自分について夢想する／→P.45参照）。

3) 10年後のキャリアビジョンを書く（「○○になっている！」と具体的に記入／図3）。

4) 現在の状況を書く（具体的に記入）。

5) 中間地点（5年後）のビジョンを書く。

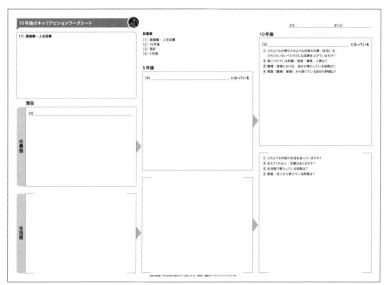

▶ **図3　10年後のキャリアビジョンワークシートのイメージ**

※10年後のキャリアビジョンワークシートは、金芳堂HPの特設サイトからダウンロードできます。

解説

❶ 書き方のポイント

- **できるだけ文章で、語尾は言い切る。**

  良い例：「〜している」「〜なっている」、悪い例：「〜したい」「〜だったらいいな」

- **将来像を描く。**

  どのような分野のどのような内容の仕事（生活）を、どれくらいのレベルで、どんな成果を上げていますか？

  身につけている知識・技術・資格・人脈は？

  職場・家庭における、自分の果たしている役割は？

  周囲（職場・家族）から受けている自分の評価は？

❷ 目標設定の禁句集

- **試みる、目指す、頑張る**

  （これらが語尾につくと、達成内容が曖昧になる）

- **厳守する、管理する、維持する、支援する、貢献する**

  （これらの言葉は様々な内容を含む。内容を具体化して記載する）

- **挑戦する、導入する、運用する**

  （「挑戦する（例）」の定義が曖昧。明確に記載する）

- **コーディネートする、検討する、分析する**

  （これらはプロセスを表す言葉である。アウトカムを記入する）

おわりに

『不思議の国のアリス』[1] では、アリスがチェシャ猫にこう尋ねる。

アリス	「ここからどこに行けばいいか教えてちょうだいよ。」
チェシャ猫	「それはどこに行きたいかによってだいぶ違ってくるね。"That depends on a good deal on where you want to get to"」
アリス	「どこでもいいわ。」
チェシャ猫	「なら、君がどこに行こうといいじゃないか。」

チェシャ猫の言うとおり、目的地がなければ、どんなルートをたどろうとも、どの方角に進もうとも自由だ。キャリアでも、将来どうなりたいかが明らかでなければ、行き先不明のキャリアの迷子に陥る。「目的地」（目標）を明らかにし、目指す先が決まれば、そこに至るまでの「最適なルート」（方略）が定まる。そして、現在地と「目的地」との関係が明確化し、進むルートの修正（評価）も可能になる。だからこそ、はじめの目標設定が肝要だ。このワークを通して、10年程度の中期中間目標と目標達成までの道筋を検討してほしい。

【参考文献】

1）ルイス・キャロル. 不思議の国のアリス.

（賀來 敦）

学生向けのセミナーにはどんなものがありますか？

　私は4年生の夏から学会主催の「学生・研修医のための家庭医療学夏期セミナー」と「医学教育セミナーとワークショップ」へ参加してきました。そこで同じ興味を持つ多くの学生やロールモデルと出会うことができ、マイナーな有名研修病院（いわゆる穴場）を知ることもできました。このように、各種セミナーへの参加は自分が興味を持てる病院を増やし「橋渡し型ネットワーク」（→P.72参照）を広げる良い機会です。主催者は学会、病院のものが概ね質が保証されており無難です。病院主催の学生向けセミナーは、ぜひ病院見学と併せて活用してください。

　【学会主催のセミナー例（既出のものを除く）】
　・公衆衛生 若手医師・医学生サマーセミナー
　・婦人科サマースクール
　・医学生・研修医・若手医師のための緩和ケアセミナー
　・医学生リハビリテーションセミナー
　・病理　夏の学校
　・医学生・臨床医のための東洋医学セミナー　など

（賀来 敦）

08 | 自分の持つ能力の棚卸しをしよう

はじめに

　ライフラインの中で見つける能力はあくまでも主観的な自己評価ではある。しかし様々な角度から自分自身を見直すことで、今身につけている能力の源泉を見つけられる。ここではライフラインチャートを用いて、把握できていない自分の能力を特定する。

進め方

Ⓐ Stage 1の6(→P.47参照)と同様に、自分で記入したライフラインの出来事と満足感を眺めてみる。

1) これまでの人生で、自分の能力が発揮できた場面や出来事から、自分が考える得意なものを見つける。得意なものだけでなく、苦手なものも洗い出す（下の欄に書き込んでも良いし、P.37のライフラインチャートに書き込んでも良い）。

> ⓐ よく褒められたことは何ですか？　どんな時に、どんな人に褒められましたか？
>
> ⓑ 人から求められてやったことは何ですか？　それはなぜ求められたのですか？
>
> ⓒ 人生において、うまくできる（得意な）ことは何ですか？
>
> ⓓ いつもうまくできないこと、苦手なことは何ですか？
>
> ⓔ 何かを成し遂げた時、独力でやりましたか？　それとも誰かの支援がありましたか？
>
> ⓕ 得意なことや出来事と満足感は一致していますか？

※さらに、 深掘り質問カード を使って、考えを深めてください。

2) 1) で洗い出した【能力】を、「能力」の分類に照らし合わせ、分析する。

「能力」の分類

【意欲・態度】　自己信頼、自己管理、チャレンジ精神、継続学習、時間管理、コスト意識、情報
　　　　　　　収集、顧客意識、向上心、責任感、リスクテイキング

【思考・発想】　問題発見、課題設定、課題分析、状況判断、企画・立案、創造性・独創性、計画
　　　　　　　力、意思決定・判断

【人間関係】　　他者理解、信頼構築、影響力、意見調整、統率・リーダーシップ、意志伝達・コ
　　　　　　　ミュニケーション

【　行　動　】　職務遂行、課題達成、組織貢献、トラブル対応、教務管理、提携業務処理（正確
　　　　　　　性と持続性）、プレゼンテーション

【知識・技能】　業務上必要な知識・技能、身体能力・体力、経験

---

3) 2) で身につけた能力は単一ではなく、統合された能力としてあなたのものになっていな
いかをもう一度点検し、分析してみよう（サブ能力に分解しよう）。

＜出来事・支援・満足感からわかった能力＞ ・ ・	▶▶	身につけた（つけたい）能力

解説

　能力の発揮は、自分一人の力では難しいことも多い。人の能力は複雑な構造をしており、自
分自身のポテンシャルだけでなく、周りの環境やその時の状態に影響され変動し、紆余曲折を
経ながら複雑に成長する。周りの支援や自身のコンディション、興味や価値観に伴う満足感も
含めて、様々な要因が複雑な網の目を形成するようにつながり、それが統合された時、新たに
高次レベルの能力へ発達していく。自分に必要な能力を構成しているサブ能力を一つ一つ洗い
出し、自分にある能力を確認するとともに、今後のさらなる能力開発への見通しをつけたい。

おわりに

　現在の能力を自己評価するとともに、その力が何によってつくられているのかを知ることで、

今の職務を遂行するための能力開発の方法や、将来進みたいキャリアへの道も具体的に考えられるきっかけとなる。特にソーシャルスキル（ライフスキル）は無自覚に成長を遂げることが多く、時々能力の洗い出しが必要である。

【参考文献】

・ 加藤洋平. 成人発達理論による能力の成長 ダイナミックスキル理論の実践的活用法. 日本能率協会マネジメントセンター, 2017. p. 312.

（草柳 かほる）

Break Time　質問箱

病院実習はどうやって申し込んだらよいですか？

　まずは、大学の学内掲示版の病院実習案内や病院ホームページをチェックして、病院実習募集要項や連絡先を確認しましょう。メール・電話のどちらでも良いですが、ビジネスマナーに則った対応が必要です。連絡先の記載がない場合は、病院の就職試験担当者や総務担当者が対応窓口ですので問い合わせてみましょう。実施時期や期間は病院によって違います。長期休業中に3〜5日程度の実習が多いですが、人気のある病院では早めに申し込まないと参加できないこともあります。エントリーシートが必要な場合もありますが、内容は「志望理由」「目指す医師像」「自分の経験をどう活かせるか」の3点が多いので、低学年のうちに書いておけば、後が楽になります（→P.113参照）。実習する科は自分の志望科をメインに回りましょう。私は内科系・外科系を2〜3日間ずつ組み合わせ、計5日間として見学していました。5日間あれば空き時間を利用した施設見学も十分に行えます。可能なら志望科のカンファレンスの実施予定を事前に聞き、参加したほうが得られる情報が多くなります。

　以上が病院実習の申し込み方法とコツです。早めに情報を入手して、自分に合った施設を見つけましょう。

（賀來 敦）

09 | 今までの成功体験（失敗体験）での成長を振り返る

はじめに

　成功体験と失敗体験のどちらが人生にとって有用だろうか？　自己を肯定的にとらえる側面を是とすると、成功体験が重要だ。Albert Bandura の社会的学習理論は、人は他者を観察し模倣することで新しい行動を獲得できるとし、自己効力感を上げるためには成功体験が必要と説いている。しかし、失敗を恐れない姿勢も大事だ。多くの組織管理者や経営者は、過去の事例や常識にとらわれず、失敗を恐れず果敢に挑戦し提案実行する人材を熱望している。

　ここでは、自己効力感を上げる成功体験に加え、失敗体験も成長の道しるべであるという考え方を踏まえながら、成功体験・失敗体験ワークを行う。

進め方

Ⓐ **成功体験と失敗体験の中で、記憶に新しいものを選び、それぞれに題名を付ける。**

Ⓑ **それぞれのワークシートに中身を記入する。時間が経つと記憶が変化することもあるので、現在まで心に残っていることについて記入する。**

1) 記入する際のポイントは以下のとおりである。

　ⓐ 自分の能力や努力、環境の条件や影響などの各面に分けて整理する。

　ⓑ うまくいったことは結果重視から感謝の気持ちに切り替えて考える。

　ⓒ 失敗したことは問題点から改善策に切り替えて考える。

　ⓓ 経験から学んだことを挙げていく。

　以下に例を示す。

```
＜例：成功の理由＞
・事前調査、計画をしっかりしておいたこと
・周りの人を巻き込むことができ、多くの支援を得たこと
・過去の経験を活かすことができたこと
・最後まで諦めず取り組めたこと
```

		成功の理由	経験から学んだこと
成功体験 （題名：　　　　　　）	自分		
	環境		

		失敗の理由	経験から学んだこと
失敗体験 （題名：　　　　　　）	自分		
	環境		

2) 成功失敗という結果にとらわれることなく、過程の中で得た知識やスキル、感情や関係などの成果を見出し記入する。

❶ 成功体験において、自分の目標や期待に対して、他にもできたことはありませんでしたか？

※さらに、 深掘り質問カード を使って、考えを深めてください。

❷ 失敗体験において、自分の目標や期待に対して、成功といえることはありませんでしたか？

※さらに、 深掘り質問カード を使って、考えを深めてください。

3) その後の自身への影響や変化について、自分が物事をどう考えるかという考え方の変化だけでなく、自分が何を大切にするかという価値観への影響についても考え記入する。

ⓐ 成功体験

```




```

※さらに、 深掘り質問カード を使って、考えを深めてください。

ⓑ 失敗体験

```




```

※さらに、 深掘り質問カード を使って、考えを深めてください。

<blockquote>解説</blockquote>

　成功事例と失敗事例について、目標、行動、結果、振り返りなどの項目に分けて俯瞰することで、改めて整理し直す。成功・失敗という結果ではなくプロセスの細分化によって、成功体験の中で改善できることや注意すべきこと、失敗体験の中で得た知識やスキルなどの学びを明らかにする。また、言語化によって自分の成長を意味づけることができる。

1) 自分が成功や失敗に対して自分の責任だと思うか、他人や環境のせいだと思うかによって、自責感や他責感の強さが異なる。どちらかに偏りすぎていないか気づくためには、環境や周り目を向けて、自分以外の要因も考慮することが大切である。

2) どんな体験にもプラスやマイナスの要素があり、それらを見つけることで、改善点に気づくことができる。改善点に気づくことで、それぞれの体験が成長につながるものであることに気づく。失敗として全体をとらえていたものの中にも、成功的側面は多くある。

3) 成功体験や失敗体験は、自身の考え方や価値観に影響を与える。考え方は物事をどうとらえるかという視点であり、価値観は何を大切にするかという基準である。成功・失敗から学ぶことで、自己概念の成長という形で変化することが実感できる。

　成功体験でのワークでは、自分が達成したことだけでなく、もっとできたことや改善すべき点も振り返る。また、自分を支援してくれた人々との関わりの再認識を通じて、感謝の気持ちが見えてくる。感謝の気持ちは自分にも他人にも良い影響を与える。

おわりに

　成功体験は自己を肯定し勇気づけると同時に、成功の要素が多く含まれている。そこからさらに学ぶことで、次への成功へとつながる。注意を要するのは自信過剰になることや他者からの支援を見失い感謝の気持ちを忘れることにある。失敗をしてひどく落ち込む、立ち直れないような経験をすることも人生には多々ある。だが失敗体験も自己の成長に必須なものとして理解することで、失敗体験を俯瞰し過度の落ち込みから、成長へのパスへと導くことができる。何より挑戦する気持ちを醸成し、失敗を恐れない強い気持ちで仕事に立ち向かうために、このワークを活用してほしい。命やかけがえのないものをあずかる職種の一つである医師も人間である以上、ミスは犯す。ストレスが日常的に強くかかるからこそ、失敗からでも学び心を整える手法を獲得する機会としてほしい。最後に、今回の失敗体験の選択については注意を要する。失敗体験の中には、心に深く残り、今でも思い出してつらく悲しい気持ちがよみがえるものもある。できれば、そういったあなたにとって繊細な事柄については、信頼できる指導医やキャリアコンサルタントと共に振り返り、より良い物語として共に描きつむいでいってほしい。

【参考文献】

・ 職業相談場面におけるキャリア理論及びカウンセリング理論の活用・普及に関する文献調査. 労働政策研究・研修機構. 資料シリーズ No.165.
https://www.jil.go.jp/institute/siryo/2016/documents/0165.pdf（閲覧日：2023年12月1日）

（木村　朱美）

10 | 自分を取り巻く環境と状況を分析する

はじめに

　個人のキャリア形成は環境との相互作用による影響を強く受ける。自分のキャリアにおいても目標の達成に対し、周囲の環境について「①現在の状況はどうか」「②今後どういった環境の変化が起こるか」「③環境要因にどう対処するか」といった分析を行うことは重要である。ここでは環境分析を深めるワークを行う。

進め方

1）　環境状況分析シートを用いて複数の項目について現在の環境・状況を分析する（**表7**）。

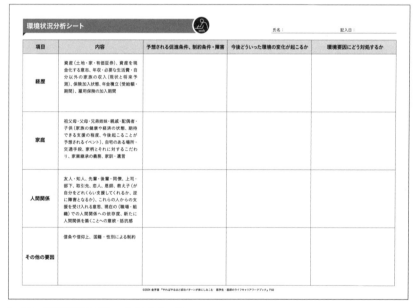

▶ **表7　環境状況分析シートのイメージ**

※環境状況分析シートは、金芳堂HPの特設サイトからダウンロードできます。

2) ①このまま過ごすことをどう感じるか、②何か変化を起こす必要はあるか、③変化が必要ならどう行動するか、など考え自己概念の理解を深める。

① 現状	② 起こりうる変化	③ 今後の対応、課題

解説

　環境分析においては客観的事実も大事だが、加えて「自分が事実をどう認識して、どういう感情を持っているか」の確認が大切である。同じ物事でも人によって感じる意義や受け取る意味が異なる。望むキャリアを築くために必要な条件、資源についての分析を行うことは就職、転職、退職など職業人としてのキャリアにおいて役立つ。

　以下、重要な環境要因の要素と影響について解説する。

❶ 個人に関わる環境要因

1）経済状況

　収入支出、財産、借金などについて考える。例えば、①高校3年生の子供がおり、②来年大学進学を希望しているので、③数年分の学費を支払う余裕があるか預金や家計を確認しよう、など。報酬や生活の快適さにおける金銭の重要度などの自己概念も考える。

2）健康

　気力や体力、抱えている健康問題について考える。現状健康な人でも、今後重大な疾患が起こった場合の変化を考えることで、検診などの予防医療をより重視することになるかもしれない。

3）家族など人間関係

　例えば、①介護が必要な高齢の家族がおり、②急な体調変化を起こす可能性がある、③日中一人にしておけなくなる、などの変化が考えられる。③については家族としてのライフロールを優先する選択肢もあれば、職業人としてのライフロールを優先する選択肢もある。現状や変化の予測から、自己概念を大切にした今後の対応を考える。

❷ 社会における環境要因

1）社会状況、社会制度、経済環境などマクロな環境要因

2019年に発生したCOVID-19感染症の流行などは医療環境に多大な影響を与えた。2018年より施行されている働き方改革法案は労働者にも経営者にも影響する。マクロな要因を個人が変化させることは困難だが、個人が変化する必要性について考えてみる。

2）労働環境

例えば、労働時間の長さ、規則性はどうだろうか。労働時間外の緊急の呼び出しに専門家としてのやりがいを感じる人もいれば、職業人以外のライフロールを重視する人にとって緊急呼び出しは苦痛かもしれない。残業、職場の雰囲気、所属組織や組織の人間との関係、業務における評価基準などの環境要因について考えることは自己概念を実現できる働き方を模索につながる。

3）その他の環境要因

これまでのワークを通じて、自分を取り巻く環境に存在する要因で思い当たることがあれば、それについて考える。繰り返し頭の中に出てくる要素やキーワードがあれば、それは自己概念を濃く反映している。

おわりに

自分自身を取り巻く環境や状況は、キャリア目標達成を助けることもあれば逆に阻害することもありえる。環境や状況を自分自身を支えるリソースとして活用できるかは、キャリアの成功に大きく関わってくる。第1部 第3章 03 ライフイベントに直面して困った時に（→P.129参照）も参考にしながら、どのように周囲の状況をサポートとして活用できるかを考えてほしい。

（杉山 新）

STAGE **2**

01 | 働き先に関する情報収集（1）（日本におけるキャリア情報）

はじめに

　医師のキャリア形成は、大学医局と関連病院との間の人事ネットワーク（医局ネットワーク）を中心に行われてきた。しかし臨床研修制度の開始後、新卒医師の7割が市中病院で研修するようになり、研修終了後も大学病院に戻るのは全体の6割程度に過ぎない。したがって、自分自身で働き先に関する情報収集を行う必要性が高まっている。ここでは、日本における医師のキャリア情報について概説する。

日本における医師のキャリア情報

　一般的に、キャリア情報（求人情報）には、**顕在情報**と**潜在情報**の2つがある。

　顕在情報は、メディアを通じて公募されている情報や、紹介会社などに依頼され公開されている情報である。誰でも入手できる情報であるため、競争率は高くなる。

　潜在情報は、具体的な求人が行われていない段階の情報である。具体例としては、「募集はしていないが、良い人材がいれば採用したい」「いずれはこういう人材が必要だと思っている」などのニーズはあるが公募も斡旋の依頼も行われていないものである。入手困難な情報である分、競争率は低いといえる。

顕在情報の情報源

　顕在情報の情報源としては、**表8**のようなものが挙げられる。

▶ 表8　顕在情報の情報源

情報源	具体的な例
公的機関の求人情報	学会のメーリングリスト、医師会ドクターバンク、地方自治体のWebサイトやSNS、学会のWEbサイト（専門研修プログラムなど）
メディアの求人情報	**Web上の情報**　：各医療団体・法人・医療機関のWebサイト、求人情報サイト、医療系メディアなど **Web以外の情報**：求人雑誌、学会誌や医療系商業誌の求人欄など
民間の人材ビジネス会社	登録型とサーチ型がある
フェアやフォーラム	合同病院説明会、自治体などの説明会・相談コーナーなど

　初期研修プログラムの情報収集については、民間会社のフェアやフォーラム、自治体の合同説明会などの機会がある。専門研修、フェローシップなどは各学会に一覧などが用意されてい

ることが多い。臨床研修以外の分野については、他業種に比べて合同説明会のような機会は少ない。

　医師については、採用する側も、求職する側も、ニーズの個別性が高いため全体を網羅することは難しく、例外も多い。上記は主に勤務医を想定したものだが、それ以外にも、大学院への進学、海外留学、厚生労働省の医系技官、研究職など様々な領域のキャリアが想定されるが、統合されたデータベースは存在していない。

　開業という選択肢については、就労という概念と趣が異なるため今回は割愛する。

潜在的求人の発生

潜在的な求人は、次のような時に発生する。

・公表していない退職予定者があり、後任の人材が組織内にいない
・未発表の新規事業計画があり、それを担当する適当な人材がいない
・急成長のため、職員数・レベルが追いついていない
・トップが、より貢献度の高い人材を欲しているが、人事部門にまだ声をかけていない

　これらは、時間をおいて顕在化する可能性がある。こちらへのアプローチについては別節（第2章 Stage2 03 潜在情報へのアプローチ／→P.68参照）で解説する。

おわりに

　日本における医師のキャリア情報について概説した。これらの情報源の利用については、求職者自身のニーズやライフステージも考慮する必要がある。

【参考文献】
・ 厚生労働省. 令和2年臨床研修修了者アンケート調査結果概要.
　https://www.mhlw.go.jp/content/001000358.pdf（閲覧日：2023年12月1日）

（飯島 研史）

02 | 働き先に関する情報収集（2）（人材紹介会社の活用）

はじめに

臨床研修以降の経験を積んだ医師のキャリア探索（働き先に関する情報収集）の一つとして、人材紹介会社がよく用いられている。ここでは医師向けの人材紹介会社の活用法を紹介する。

人材紹介会社の類型

「登録型人材紹介会社」は、求人医療機関と求職者（医師）両者の依頼からマッチングを行う。一方「サーチ型人材紹介会社」は、求人医療機関など人事担当者からの依頼に基づき、人材をスカウトする[1]。

人材紹介会社のメリット・デメリット

多忙な業務の中で求職中の医師の、病院へのアプローチを人材紹介会社が代行してくれる。また、人材紹介会社への登録料や料金は手数料がかからない。一般的に公開していない求人（サーチ/スカウト型）や、年齢や経験、業績に応じて、人材紹介会社固有の潜在情報を紹介してくれる可能性がある。さらに人材紹介会社は、取引先病院に出入りするため、求人医療機関のニーズや関連病院情報に詳しい場合がある。一方で、会社によって得意な領域が異なるため、外科系、内科系、地域医療系、女性医師、若手医師、ハイクラス（役職者など）など、人材紹介会社が強みとしている分野を確認すると効果的だ。得意分野のほうが、医療機関側・求職者側の双方が適切な待遇の相場での交渉がしやすい。

近年、民間病院における人材紹介会社の利用者は増加傾向にあり、特に都市部で顕著である（2014年度17％ → 2020年度29％）[1]。理由は、医師臨床研修制度や専門医制度、指導医など医師のキャリアのクラスター化が生み出す多様性と流動性から、医師の働き方が変化していると考える。

※医師の働き方の変化について、もっと詳しく知りたい方は、以下の動画を確認しよう
（https://www.youtube.com/watch?v=pHGarCk4wB4）。
動画「医師のキャリアとキャリア理論　総論」はコチラ ▶

では、どのように人材紹介会社を選べば良いのだろうか？　人材紹介会社の公的データベースとして「厚生労働省職業安定局人材サービス総合サイト」の職業紹介事業[2]で検索が可能だ。都道府県や職業紹介優良事業者、医療・介護・保育分野における適正な有料職業紹介事業者（医療分野）での絞り込みをかけたり、詳細検索条件で「取扱業務の職種」や「取扱職種」で"医

師"と入力することで医師向け人材紹介会社のリストを作成できる。ここでは、ある程度の採用実績の確認もでき、常勤求職に強い会社なのか非常勤求職に強い会社なのかの確認や、採用後の短期離職率もある程度把握できる。

人材紹介会社へのアプローチを知る

　求職者から見た人材紹介会社の利用の流れを概説する。まず、①人材紹介会社に登録する。その後、②紹介会社から連絡があり、細かい要望を聴取するための面談（webや電話）や相談員からカウンセリングを受けたりする。また、③求職者は人材紹介会社を利用に値するかの吟味を同時に行う（自分の希望する領域に強いかどうかなど）。そして④人材紹介会社は、医療機関と求人情報のやり取りを行い、⑤求人医療機関と求職者の面接の取り次ぎや契約を行う**（図4）**。なお契約締結に関する注意点は、「医師のための労働法」を参照してほしい（第2部 第2章 クイズ形式で学ぶ医世界法制／→P.152参照）。

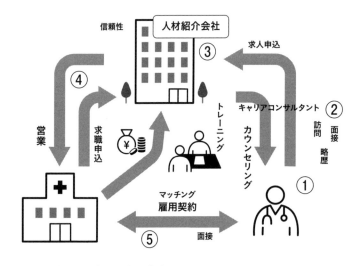

▶ **図4　人材紹介会社・医師・病院とのやり取り**

おわりに

　一般的には全国大手人材派遣会社1社と中小規模の地場人材派遣会社2社程度を同時に利用（利用登録）し、提案された病院を比較検討していくことで、ある程度地域の病院を網羅できる。しかし人材紹介会社の利用は、あくまでも働き先に関する情報収集手段の一つに過ぎない。自分自身のライフキャリアのキャリア目的や病院の雇用条件の優先すべき事柄が明らかでなければ、多数の選択肢の中でキャリアの迷子になってしまうだろう。自己分析をある程度手がけたうえでの情報収集が望ましい。

【参考文献】

1) 公益社団法人全日本病院協会. 2020年度「雇用における人材紹介会社に関するアンケート」調査結果要旨.
https://www.ajha.or.jp/voice/pdf/other/201001_1.pdf（閲覧日：2023年12月1日）
2) 厚生労働省. 厚生労働省職業安定局人材サービス総合サイト職業紹介事業.
https://jinzai.hellowork.mhlw.go.jp/JinzaiWeb（閲覧日：2023年12月1日）
厚生労働省職業安定局人材サービス総合サイト職業紹介事業はコチラ ▶

（里見 なつき・和泉 俊一郎）

Break Time

コラム

日本におけるダイバーシティ推進の現状について

　日本は、2022年時点でジェンダーギャップ指数0.650（146か国中116位）と先進国では最低レベルの男女格差があります。その原因の一つが、1990〜2010年頃に生じた「ジェンダー・バックラッシュ」と呼ばれる、ジェンダー平等を目指す法律・施策の実施やジェンダー平等教育/性教育の発展に対する組織的な批判・反撃です。この圧力によって、人々は「性」に関する正しい知識を得て考える機会を失い、無知による差別や偏見が続いています。この影響か、日本の男女共同参画は、性別を男女に限定する「男女二元論」や「性別役割分業」を前提に、異性間結婚、出産・育児対策を重視してきました。結果的に結婚・出産をしない（していない）人々を周縁化し、ジェンダー規範に苦しめられている女性、LGBTQs、パートナーや子供を持たないライフスタイルの人などを分断してきました。

　このように、日本ではジェンダーに関する課題が多いのですが、一部ではイクボス宣言×SOGIアライ宣言などの多様な生き方・価値観を重視した取り組みが始まっています（2023年時点：大阪大学、日本プライマリ・ケア連合学会）。こうした取り組みは、「誰のことも置き去りにしない（leave no one left behind）」社会（by SDGs）を目指すことに資するでしょう。

（村田 亜紀子）

03 | 潜在情報へのアプローチ

lecture

はじめに

　Stage 2 1. 働き先に関する情報収集（1）（日本におけるキャリア情報）（→P.63参照）では、求人情報の種類（顕在情報と潜在情報）について概説した。一般に公開されている顕在情報へのアクセスは容易だが、医師の働き先に関する情報源は限られ、定まったデータベースは存在しない。したがって、求人情報として表に出ていない情報を、自分で掘り起こして見つけ出す能力も重要である。具体的な求人が行われていない段階の情報（潜在情報）はどのように入手すれば良いのだろうか？　ここでは、潜在情報へのアプローチについて説明する。

潜在情報の情報源

　潜在求人のニーズを発見し、自分を積極的に売り込んでいくには、**表9**が有用である。

▶ **表9　潜在情報の情報源**

情報源	具体的な例
雑誌・業界誌・webサイトなど	病院の新規事業・新部門設立構想などの記事 トップや幹部の語る夢やビジョン 成長病院の分析記事・注目病院の記事　など
業種や地域での絞り込み	病院年鑑・業界団体会員名簿　など
友人・知人の紹介・口コミ	－
サーチ型人材紹介会社（注）	－

注：**サーチ型人材紹介会社について**

　　人材紹介会社には、依頼した企業と求職者をマッチングさせるような「登録型」の他に、「サーチ型（もしくはスカウト型）」と呼ばれる手法をとる会社がある。これは、採用側が望む人材を人材紹介会社に依頼し、人材紹介会社がそれに見合う人材をスカウトするものである。これは、採用側が「潜在人材」にアプローチする方法である。

　　彼らの情報源は企業秘密でもあるが、後述のようなパーソナル・ネットワークを拡張していく方法に加えて、SNSでの実名発信、勉強会や学会などの登壇情報、書籍や雑誌の執筆などで人材について調査していると考えられる。したがって、SNSなどを通じた発信や、外部活動自体が、潜在的な求人につながる可能性を持っていると言える。

潜在情報へのアプローチ1　ダイレクトメール

　求人が公開されていない病院などの採用決定権者に対して、経験や能力を示す履歴書や職務経歴書を直接送付して採用を依頼する方法である。この方法の利点は、本当にやりたい仕事を中心に探すことができること、同時に多数の候補にアプローチできること、競争相手が少ないことである。問題点としては、応募先からの反応率が高くなく、ダイレクトメールを送ることに対する応募者側の心理的な抵抗、個人情報の取り扱いに注意が必要な点が挙げられる（ダイレクトメールのサンプルはP.111参照）。

潜在情報へのアプローチ2　パーソナル・ネットワークの活用

　パーソナル・ネットワークとは、いわゆる「人脈」のことである。これには「オープン・ネットワーク」と「クローズド・ネットワーク」という2つの活用法がある。

❶ オープン・ネットワークアプローチ

　オープン・ネットワークによるアプローチは、自分の知人や友人に事情を伝えて、その人たちの知人や友人を紹介してもらって、人脈の幅を広げていく。それを繰り返していって、潜在ニーズを掘り当てるという方法である。

　オープン・ネットワークアプローチの手順は、**表10**のようになる。

▶ **表10　オープン・ネットワークアプローチの手順**

① 自分の友人・知人などの中から信頼できる何人かを選ぶ（一次コンタクト対象者）
② 一次コンタクト対象者に、自分の事情やニーズを伝えて「詳しい方を紹介してほしい」と依頼する
③ 紹介してもらった人（二次コンタクト対象者）に会って話を聞いたり、さらに「紹介」をしてもらう中で、潜在ニーズを探っていく

　一次コンタクト対象者の候補としては、「職場の上司、先輩、同僚」「学生時代の同級生、同窓生、恩師」「仕事上でつながりのある友人・知人」「趣味のサークル、異業種交流会、その他会合で知り合った友人・知人」「親類」などが挙げられる。

　二次コンタクト対象者に対しては、紹介してくれた人に失礼とならないよう、アポイントを取ったり、礼状を送ったりなど、礼節や態度に留意する、調べればわかるようなことは事前に調べておくなど相手を煩わせないような配慮をすべきである。

　次に、オープン・ネットワークアプローチの例を、**表11**に示す。

▶ **表11　オープン・ネットワークアプローチの例**

自分のニーズ「子育てしながら大学院で研究について学びたい」

① 自分のつながりの中から、友人や親類など一次コンタクト対象者を選定
②「子育てをしながら大学院で研究について学びたいと思っているが、詳しい人を紹介してもらえないか」と依頼
③「子育てをしながら大学院に通った先輩Aさん」を紹介してもらうことができ、Aさんに実際に会って話を聞く中で、いくつかの大学院の通学や卒業の条件、学ぶことのできるテーマなどの情報を得ることができた

❷ クローズド・ネットワークアプローチ

　クローズド・ネットワークによるアプローチは、最初から目当ての就職先がある場合に有効である。単に人脈を広げていくのではなく、意中の職場の採用に影響力のある人に会うために、関連した紹介者を順次たどってく方法である。

　クローズド・ネットワークアプローチの手順は**表12**、例は**表13**のようになる。

▶ **表12　クローズド・ネットワークアプローチの手順**

① 自分の友人・知人などに、目標とする組織の人事責任者に到達できるよう、関連しそうな人物を紹介してもらう
② 紹介してもらった人に連絡を取り、さらにより近い人を紹介してもらう

▶ **表13　クローズド・ネットワークアプローチの例**

自分のニーズ「○○病院の△△科で働きたい」

① 学会のセミナーで知り合った知人に相談し、○○病院△△科で働く友人のB先生を紹介してもらった
② B先生に連絡を取り、「そちらでの診療に興味があるので見学に行きたい。責任者の方を紹介してもらえないか？」と依頼
③ B先生の紹介で△△科科長のC先生に連絡を取ることができ、見学の日程について相談した

　自分のネットワークを使う場合、成功率や情報の質は、自分自身が普段得ている信頼の程度も大きく影響することは想像に難くない。また、先方もネットワーク経由で自分について情報収集する可能性も十分考えられる。

おわりに

　潜在情報へのアプローチとは、人脈（パーソナル・ネットワーク）をどのように駆使するかである。次節の「Stage 2 4. ソーシャルネットワークの広がりは、キャリアの成功につながる」でも示すように、キャリアには「弱いつながり」が重要である。これは「家族や親友や職

場の仲間など自分と"強いつながり"を持つ人々は、生活環境やライフスタイル、価値観などが自分と似通っているため、自分と同じ情報を持っている可能性が高い。一方で、友達の友達やちょっとした知り合いなどの"弱いつながり"を持つ人々のほうが、新しく価値の高い情報をもたらしてくれる可能性が高い」というものである。現代においては、リアルでの交流だけでなく、SNSなどを通じたweb上のコミュニケーション手段も増えている。「弱いつながり」を形成するチャンスを活かし、活用していってほしい。

【参考文献】

・ Granovetter MS. The strength of weak ties. Am J Sociol. 1973; 78: 1360-1380.

（飯島 研史）

Break Time 質問箱

病院合同説明会に行く時の注意点は？

　あくまでも「就活」という意識をもち、低学年での参加でもリクルートスーツを着て、ビジネスマナーを守ることが大事です。

　臨床研修指定病院合同説明会は、多数の病院を一度に比較できる貴重な機会です。病院の情報や研修医の生の声を聞き、自分が求める研修内容や環境を見極めることができます。最大規模のものは東京で概ね毎年6月中旬に行われます。

　説明会に参加する際には、マイチェックリストを作成しておくと良いでしょう（→P.44参照）。リストには定量化できる（数値化字で表せられる）指標を含めると効果的です。参加するタイミングは、私の経験からいうと、3年生で一度参加し、4年生でいくつかの病院を見学し、5年生で再び参加するという流れが効率的と思います。情報収集は自分の将来に直結する重要なプロセスなので、慎重に行ってほしいと思います。

（賀來 敦）

04 | ソーシャルネットワークの広がりは、キャリアの成功につながる

はじめに

　集団と集団とをつなぐ結合点に自分自身が位置する「橋渡し型のソーシャルネットワーク（人脈）」は、他のグループや上位階層へのコンタクトを介する弱く広いつながりで、情報・リソースへのアクセスやキャリアスポンサーシップの獲得を高め、キャリア（給料・昇進・満足度）を成功させる。このように橋渡し型の紐帯（つながり）は弱く、不確実性・脆弱性をはらむが情報収集範囲は広く、効率性・多様性に富む。ここでは、あなたのソーシャルネットワークの広がりを評価していく。

進め方

　今のあなたにとって、最も重要な5人の人材を挙げてください。そして、それぞれの属性の分類を記入してください。

	A 名前	B 性別	C 出会い （以下の1〜9を記入）	D 期間 （年）	E 関係性 （以下の1〜4を記入）	F 所属 （以下の1〜4を記入）	G 連絡頻度 （以下の1〜6を記入）	H 内容 （以下の1〜3を記入）
1		男・女						
2		男・女						
3		男・女						
4		男・女						
5		男・女						

C） 出会い：各個人との出会い方（一つのみ選択）。

（1）先生、プログラム責任者、指導者

（2）生徒・後輩

（3）専門的な学会/学術集会で会う

（4）仕事で会う（出会う状況の発生）

（5）仕事で会う（意図的な接触）

（6）委員会/ワーキンググループなど

（7）研修中に会う/クラスメート

（8）コンサルティングを通じて

（9）社交イベントで会う

D)　期間：この個人と知り合ってからの期間（年）

E)　関係性：この個人との関係性の特徴を選択
（1）メンター：あなたのキャリア開発に個人的な関心を持っている、より長い経験／より上位階層（地位）の人
（2）メンティー：あなたがメンターする経験の少ない／下位階層（地位）の人
（3）同僚：ほぼ同じレベル（地位）の人
（4）個人的な友人（社会志向）の関係

F)　所属
（1）個人的な友人（現在業務と無関係）
（2）部門内の同僚
（3）組織・病院の同僚（部門外）
（4）組織・病院外

G)　連絡頻度
（1）1年に数回（1〜2回／年）
（2）隔月1回（年に3〜6回／年）
（3）1か月に1回（7〜12回／年）
（4）隔週に1回（13〜26回／年）
（5）週に約1回（27〜52回／年）
（6）週1回〜毎日（52回／年以上）

H)　内容：交流の主な在り方
（1）メンター／メンティー（昇進、職業上の目標などに関するアドバイスを与える／受け取る）
（2）社会志向（信頼に基づいた建設的な批判的意見の交換）
（3）タスク指向（論文の共同執筆、共同授業、共同プレゼンテーションの作成、研究アイデアの交換、学生・研修医・患者に関するコンサルティング）

解説

　ソーシャルネットワークの質を評価するポイントとして、上方到達性（本人がアクセスできる最高の地位）・拡張性（本人がアクセスできる人数＝紐帯の数）・異質性（本人がアクセスできる地位の範囲）がある。では、これをもとに自分の人材リストの評価と対策をすすめる。

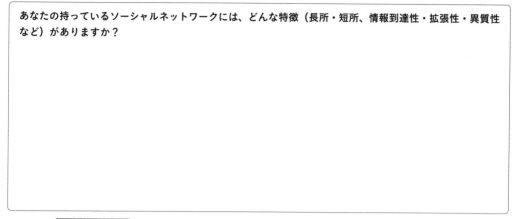

あなたの持っているソーシャルネットワークには、どんな特徴（長所・短所、情報到達性・拡張性・異質性など）がありますか？

※さらに、深掘り質問カード を使って、考えを深めてください。

あなたは今後、他のグループへのコンタクト・上位階層へのコンタクトを、どのように広げますか？（橋渡し型ネットワークの構築のために、どんな行動を取りますか？）

※さらに、深掘り質問カード を使って、考えを深めてください。

おわりに

　橋渡し型のネットワークはキャリアを成功に導く。一方で、内部結束型のネットワーク（信頼性・安定性・同質性に富むが冗長性・拘束性が高い）はキャリアの成功に寄与しない。大学医局や部活内・限られた友人などの「集団の中で閉じた人間関係（内部結束型）」は、それが強かろうが弱かろうが「あなた個人の望むキャリアの成功」には関係がないということだ。自分のキャリアを成功に導くためにも、積極的に広く浅い交流を広げていってほしい。

【参考文献】

・ Seibert SE, et al. A social capital theory of career success. Acad Manage J. 2001; 44: 219-237.
・ ナン・リン. 筒井淳也, 他翻訳. ソーシャル・キャピタル―社会構造と行為の理論. ミネルヴァ書房, 2008. p. 371.

（賀來 敦）

05 |「情報収集のための面接」の準備をしよう

はじめに

　求人市場が変化する中、情報収集のための面接は新しいキャリアを探す効果的な方法だ。この面接では、OB/OGからアドバイスをもらい、人脈を広げ、隠れた求人にも出合える可能性がある。しかし、この面接を成功させるには、戦略が必要だ。ここでは、その準備を進めていく。

進め方

Ⓐ 経歴の詳細から自己理解を確認のうえ、質問を想定しその答えを記入する。

1) 経歴と自己理解を関連づけるため、どこで、どんなことを経験し、そこで何を学んだか、具体的な事例や数字を用いて考える。なお、経験だけでなく、価値観から導かれる志望動機も言語化し、面接時に説得力が出るようにする。価値観・興味・関心で、大切にしていることも挙げる。強みや能力については、できること、スキル、得意なことなどを参考に考える。一方、課題や苦手なことは正直にかつ前向きにとらえ、避けたいことも必要に応じて挙げていく。また自己分析の他に、他者からのフィードバックも活用すると良い。家族や友人、先生などに特徴・強みを聞き取ることで、自分が気づいていない強みや良さが見つかるかもしれない。

2) 1) を踏まえ、想定される質問に対し、質問の答えを記入する。

> **＜評定者の評価基準＞**
> ① 何がどの程度できるのか（能力・資質）
> ② 何がしたいか（意欲）
> ③ 適応性（周囲の人とうまくやれるか）の見極め

　それを踏まえ、想定される質問の答えを記入していく。体験を具体的に示し、それを通して得られた知識や経験を頭に描きながら出てきた言葉は、相手に伝わりやすい。逆に、得意なことやできることを過剰に表現しすぎると、辻褄が合わなかったり、質問への答えに詰まったりして、印象が悪くなる。コミュニケーション能力は仕事上、とても大切な項目なので、自身の在りようを言語化しておくことは重要である。

事前調査シートの自己分析シート 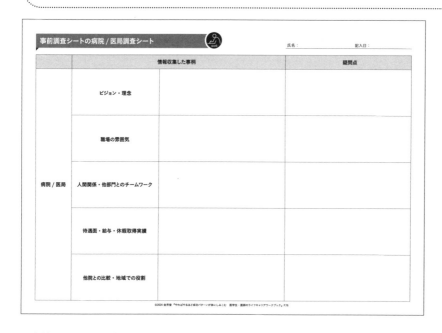　　　　　氏名：　　　　記入日：

経歴	自己理解	想定した質問の答え
	経験の整理を具体的に（学生時代の出来事・初期臨床、専門研修など）志望動機	
	価値観・興味関心	
	強み・能力	
	課題・苦手なこと	

※事前調査シートの自己分析シートは、金芳堂HPの特設サイトからダウンロードできます。

Ⓑ 希望する病院/医局について調べた事柄について詳しく記入する。Stage 2の1・2の働き先の情報収集を参考にする（→P.63・65参照）。疑問点は、現時点のものをメモしておく。次のテーマであるOB/OG訪問して、疑問点として訪問時の質問シートとして活用する。

事前調査シートの病院/医局調査シート　　　　　氏名：　　　　記入日：

病院/医局	情報収集した事柄	疑問点
	ビジョン・理念	
	職場の雰囲気	
	人間関係・他部門とのチームワーク	
	待遇面・給与・休暇取得実績	
	他院との比較・地域での役割	

※事前調査シートの病院/医局調査シートは、金芳堂HPの特設サイトからダウンロードできます。

解説

この情報収集のための面接は、目指す職種や業界、企業について知るために行う非公式の面談である。この面接を成功させるためには、以下の5つのポイントを押さえることが重要である（**表14**）。

▶ 表14　面接を成功させるための5つのポイント

① 事前調査を行う。相手の業界や病院/医局、役割、経歴について調べ、関心を示すこと
② 自分や相手の時間を最大限活用する。自分の経歴や目的について簡潔に伝え、重要な質問に時間を割くこと。話が脱線しないように注意すること
③ 自由回答式の質問をする。相手の本心や経験を聞くために、「はい」「いいえ」ではなく、「何を」「どのように」などで始まる質問をすること。課題や苦労、後悔などにも触れること
④ 結びの部分を練習する。面接は長期的な関係の始まりと考え、相手とのつながりを作ること。他に話ができる人の紹介や次のステップの提案を求めること
⑤ 長期的な関係性を培う。面接後は感謝のメールを送り、時々連絡を取り合うこと。将来的に自分に適したポジションが出た場合に思い出してもらえるようにすること

おわりに

情報収集のための面接は採用面接ではないが、採用につながる可能性がある。情報収集面接の相手が、自分を信頼できる候補者だと感じられるように取り組んでほしい。

（木村 朱美）

06 | 情報収集のためにOB/OGを訪問しよう

はじめに

　病院/医局の評判（うわさ）やホームページからの情報は、ある一定程度の情報収集として有効な方法ではあるが、すべてを知ることができるわけではない。そのことを踏まえ、実際にそこで働いているOB/OGがいるなら（もしいなくても！）、できる限り関係者からの紹介を得て、訪問することを勧める。そうすることで志望動機や自己PRする方法、さらにはミスマッチを未然に防ぐ確率が高くなる。ここでは、漫然とした訪問を避けるための準備として、OB/OG訪問シート作成する。

進め方

❶ Stage 2の5の事前調査シートの病院/医局調査シートにOB/OG訪問で「聞き取った内容」「面談時のこちらからの質問」欄を追記し、OB/OG訪問シートとし、質問を事前に整理しておく。また、雑談の中には重要なヒントや、考えも及ばなかった事柄が出てくることもあるので、その他の聞き取ったことの欄をつけ加える。

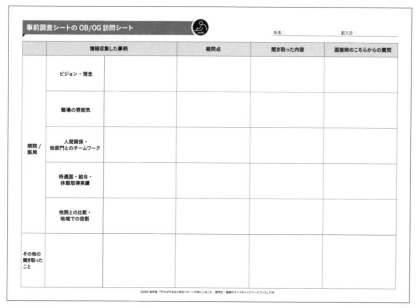

※事前調査シートのOB/OG訪問シートは、金芳堂HPの特設サイトからダウンロードできます。

❷ 訪問後、OB/OGシートに聞き取った内容を記入。ビジョンや理念、病院/医局の方向性と自らの価値観や強みと連携できるものを、事前調査シートのブラッシュアップとして活用する。また、残った疑問は面接時のこちらからの質問として追記する。

解説

① ビジョン・理念

近年、組織のビジョンは重要視されており、地域に貢献や患者重視など、よくあるテーマとして掲げてあるが、それに関連した具体性のある箇所を記入し、聞き取った内容と共に、整理しておく。

② 職場の雰囲気

ミスマッチを防ぐためにも、全体の雰囲気を示している文言を記入し、訪問時に再確認する。

③ 人間関係・他部門とのチームワーク

部門内だけでなく、その他部門との連携による業務も多くなっていることから、他部門との連携性についての関連箇所を記入し、チーム医療で求められる資質も想定しておく。

④ 待遇面・給与・休暇取得実績

面接の時、聞きづらい質問であるので、病院/医局の資料でわかるものについては記入し、わからないものについては、実情を聞き取る。

⑤ 他院との比較・地域での役割

地域医療連携については、昨今の重要性を踏まえ関係箇所を記入し、具体的な役割・特徴を聞き取る。

おわりに

実際に働いている人からの情報ではあるが、あくまでもその人物の主観が含まれていることに注意が必要だ。次節の「Stage2 7.雰囲気でどう選ぶ？ 医局/病院や研修プログラム」も参考にしながら、OB/OGからの情報収集に取り組んでほしい。

（木村 朱美）

07 | 雰囲気でどう選ぶ？　医局/病院や研修プログラム

lecture

はじめに

　医局/病院や研修プログラムを選択するうえでの評価の基準には2つの軸が存在する。それは「culture（組織文化）」と「structure（制度・構造）」である。ここでいう組織とは、ある一定の目的を持った人の集団（≒病院、研修プログラム、医局など）のことだ。

　ここでは「なんとなく」「フィーリング」などで、明示されてこなかった医局/病院の文化の情報収集と評価のポイントについて説明する。

研修/就職先の組織文化を見極める7つのポイント

　医局やプログラムが自分に合うかどうかの評価の本質は、「組織員との騙し合い」である。実態を把握して隠し事がどこにあるかを探し当てなければならない。

❶ 研修医・専攻医・多職種の話を聞く

　できるだけ多くの人と話すのが良い。特に同僚になるかもしれない研修医・専攻医は重要だ。ちょっとした雑談から始めて、「どんな仕事に取り組んでいるのか」「達成したいこと」「それを邪魔しているのは何か」を聞き出すことで、組織の実態が明らかになる。長年勤務している人に、有能でやる気のある人がいれば、それは良い病院だ。ただし、あなたは懐疑的な態度やネガティブ思考をいっさい表に出してはいけない。「もし採用されたらすごく嬉しい」様子だけを表現しなければならない。

❷ 病院・プログラム見学をする

　カンファレンスや勉強会・多職種会議に参加し、メンバーが互いにどのように関わり合うか、日常生活がどのようであるか、自分がうまく溶け込めそうかを見極める。また、メンバーたちがあれこれと治療方針などをフラットに議論する様子を観察し、極めて協力的な文化なのか、個人主義なのかを判断する。ただし、大抵は良いところを見せようとしていることと、相手もあなたを観察していることに注意する。

❸ 指導医を知る

　仕事の満足度は、指導医（上司）との関係にかかっている。指導医の行動理念が何か、どのように働く（研修する）ことになりそうかを可能な限り理解する。また、組織の目指すビジョ

ンやミッションについて話し、組織での成功の定義や、6か月後に自分が到達すべき理想の状態について確認する。指導医がこうした会話を避けようとする組織は、避けるべきだ。

❹ 組織外部の情報ソースを確認する

自分のネットワークを駆使して組織を知っている外部の人々を探し出し、客観的で公正な最新の知識を持つ人々から、組織と文化の話を聞く。ストレートに「なるべく全体像を知りたい」と切り出して良い。この組織は仕事相手としてどうか、どの分野で成功しているのか、医局員で好成績を上げるタイプ/辞めるタイプはどのようなタイプか、可能であれば離職率や過去の研修医に何があったかも聞き出したい。

❺ 今の内定にとらわれない

研修の枠にとらわれず、組織の持つチャンスについて知ることが重要だ。例えば、他の部署（病院）や他の職務（医局）に異動できるか、将来的な教育研修の機会はあるか、どんなタイプの有益なプログラムを提供しているかが挙げられる。しかし、この点については研修責任者とは話すべきでない。言葉巧みなセールストーク受けるだけであり、批判的吟味を忘れてはならない。

❻ 内省的になる

手に入る限りの情報がそろったら、自分との問答の時間だ。生き生きと働けてやりがいのある組織だろうか？　この職場にどう溶け込んでいるだろうか？　この組織のビジョン・ミッションにどうスキルを活かして貢献できるだろうか？

❼ 最後は勘

どんな決定も8割方正しい。自分の判断を信頼して決定すべきだ。必要な情報がすべてそろうことなどなく、分析すること自体が目的になると本末転倒だ。

おわりに

病院見学の準備は今すぐ始めなければならない。なるべく低学年のうちから、**できれば3年生から病院見学に行くべき**だ。なぜなら1〜3年生の時に8週間あった長期休業期間（春＋夏）は、4年生で6週に、5年生で3週前後まで減少する。あなたが加わる可能性のある組織の働き方や、組織の意思決定プロセスを知る機会は、学年が上がるにつれ失われていく。また仕事の満足度には指導医との良好な関係が必須なため、指導医を知る機会を得るための努力は欠かすべきでない。指導医が自分や研修医に興味が薄いようだったら、それは危険信号である。

さらに、組織を知り組織について率直な真実を述べてくれる人を自分のネットワークを駆使して見つけ出し、ポジティブかつ懐疑的な姿勢での批判的吟味をしなければならない。

そして、最後は自分の判断を信頼して決定してほしい。

【参考文献】

・ Knight R. How to tell if a company's culture is right for you. Harvard Business Review, 2017.

（賀來 敦）

医師のキャリアは社会保障制度と相性が悪い

定期的に病院を異動する病院間ローテート（以下ローテ）は、臨床研修・専門研修制度と医局人事に共通したキャリアの特徴です。そして、この仕組みが離職・休職を誘発する原因となっています。

ローテは定期的に勤務先・雇用先を変えるシステムであり、必然的に毎回退職します（雇用の断絶）。日本の社会保障制度は**雇用契約期間による区分（無期契約or有期契約）**と関連しており保証内容に差があります。また終身長期雇用が前提のため、定期的な雇用の断絶への対応が不十分です。例えば有期契約の場合、異動後後1年以内では公的支援（育児休業給付金・出産手当金・育児休業など）が受けられない場合もあり、離職を誘発する要因の一つとなっています。

なお、医師の身分として「医員」という呼称があります。募集要項で「待遇：医員」や、「○○大学病院での研修では、医員としての待遇が基本です。」との記載は、残念ながら労働法規上、全く意味がない言葉遊びです。他にも「常勤医」や「嘱託医」という記載がありますが、「労働法規上の区分は何？」と見つめ直してください。研修医・専攻医の場合、「**日雇い**の常勤」「**有期契約**の常勤」といった落とし穴があり、社会保障上注意を要します。

（賀來 敦）

STAGE **3**

01 | 意思決定は、どうマネジメントすれば良いのか

lecture

はじめに

「どう選ぶか？」とは、すなわち意思決定マネジメントそのものである。"やるか・やらないか"の二択ではなく、"何をやるべきか"について優先順位をつけ、選択するものだ。ここでは、意思決定の要素について概説する。

意思決定の5つの要素

5つの要素として「①明確なフレーミング（決定の対象と範囲）」「②明確な価値判断指標（基準）の定義」「③複数の実行可能な選択肢の検討」「④明快かつ正しいロジック（評価指標の算出方法）の定義」「⑤有用かつ信頼性に基づいた情報」が挙げられる **(図5)**。ここでは、フレーミングと価値判断基準の定義について解説し、意思決定理論や意思決定の方法については後述する。

❶ フレーミング

決定の対象と範囲の明確化（フレーミング）は、意思決定の重要な土台だ。すなわち、①既に方針として決定していること（ビジョン）、②これから決定すること（戦略レベル）、③後で決定すれば良いこと（戦術レベル）を明らかにすることである。例えば、既に明らかになっている「個人の人生目標（ライフビジョン）」を意識せずに「狭義のワーク（医師）キャリア」の選択をしようとすれば、将来的に齟齬が生じる可能性は高い。また、例えば研修病院選択の時に「どのように研修をするのか」を考えることは意思決定のレベルが異なっている。

❷ 価値判断基準の定義

価値判断基準は、ある程度今までのワークを通して明確化していると思われる。しかし、選択肢を前にすると往々にして、価値判断基準が揺らぐことは少なくない。後述する手法〔職業（選択肢）の予測ワーク・選択肢評価ワークシート・職業理解度チェックリスト・意思決定内容整理ワークシート〕を用いて、合理的意思決定を進めてほしい。

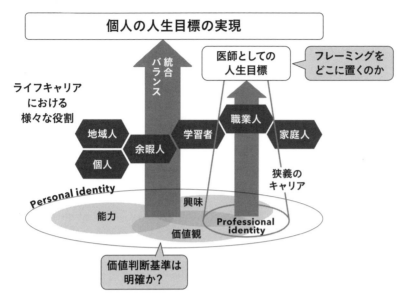

▶ 図5　人生目標のフレーミングと価値判断基準

おわりに

　意思決定には品質（Decision Quality）があり、意思決定の質を高めることが、より良いキャリアの選択につながる。Stage 3の意思決定のワークを通して、自らの意思決定の質を高めてほしい。

（賀來 敦）

STAGE 3

02 | 選択基準のポイント

はじめに

　自身のキャリアを選択する際に、「モチベーションを維持したい」「意欲を高めたい」という気持ちを持つ人も多いのではないだろうか。ここではモチベーション（動機づけ）に関するキャリア理論を2つ紹介する。

Abraham Harold Maslow の5段階欲求説

　Maslowは人の欲求を5つの階層で示し、低階層の欲求がある程度満たされるとより高次の欲求を求めると提唱した[1] (図6)。②〜⑤の欲求を外部から補おうとするものを欠乏欲求と分類した一方、①を内的に湧き出てくる上限がない無償性の欲求として、成長欲求と分類している。

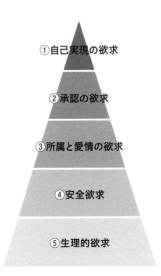

①自己実現の欲求	① 自分に適していること、潜在的に持っているものを実現しようとすることのような、自己充足への願望。
②承認の欲求	② 自己に対する高い評価や自尊心、他者からの承認などに対する欲求。自己の内的要素としての自信や独立、自由に関する願望と、他者から受けるものとしての尊敬や名誉、評価に関する願望に大きく2分できる。
③所属と愛情の欲求	③ 所属する集団や家族における位置など、孤独感、疎外感、愛情の譲受の欠乏感といった感情を克服したいという欲求。
④安全欲求	④ 安全で秩序的、法則性のあって危害のない環境への欲求。脅かされると恐怖や不安、強迫観念などにつながりうる。
⑤生理的欲求	⑤ 人間という有機体を維持するための根本的欲求。飢餓などがあればそれより上位の欲求はたちまち脅かされる。

▶ 図6　5段階欲求

Frederick Herzberg の2要因理論

　Herzbergは仕事への満足感に関する要因（＝動機づけ要因）と、仕事への不満足を生み出す要因（＝衛生要因）は別物であり、これらが裏表の関係にはないとした。動機づけ要因とは、仕事における達成や達成の承認、責任、意義のある業務など個人の成長の実感が持てるものである。一方、衛生要因とは、企業の方針や職場環境、給与、人間関係などである。「衛生要因」に対する不満を取り除いても、それは不満足の解消にとどまり満足感にはつながらない。満足感を得るためには「動機づけ要因」にアプローチすることが重要である (図7)[2]。

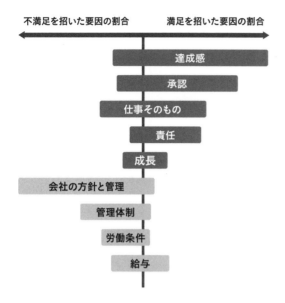

不満足を招いた要因の割合　　満足を招いた要因の割合

達成感

承認

仕事そのもの

責任

成長

会社の方針と管理

管理体制

労働条件

給与

▶ 図7　満足・不満足の要因差

（DIAMOND ハーバード・ビジネス・レビュー編集部. 新版 動機づける力. ダイヤモンド社, 2009を参考に著者作成）

おわりに

　職場の選択にあたって、欠乏要因や衛生要因にあたる部分は十分に満たされているか？　また成長欲求や動機づけ要因にあたる自己の成長を得られる環境や業務内容だろうか？　ミスマッチを防ぐために、第1部 第2章「働きがい」につながるあなたの価値観は？（→P.33参照）で紹介した価値観カードの内容を、自分にとっての動機づけ要因と衛生要因の視点で再評価してみてほしい。

【参考文献】

1）A.H.マズロー. 小口忠彦, 訳. 人間性の心理学. 産能大出版部, 1987.
2）DIAMOND ハーバード・ビジネス・レビュー編集部. 新版 動機づける力. ダイヤモンド社, 2009.

（杉山 新）

⓪③ ┃ 意思決定理論と意思決定スタイル

lecture

はじめに

　キャリア意思決定理論は大きく分けて「意思決定システムを取り巻く外的要因の重視」と「意思決定プロセスの重視」に分類できるが、いずれも個人のキャリア選択プロセスを重要視している。外的要因を重視する理論では、キャリアに関する自己効力感に着目した"社会認知的キャリア理論（Social Cognitive Career Theory）"があるが、ここでは個人ワークの取り組みが容易な、プロセスを重視した"Harry B. Gelattの合理的意思決定理論"を紹介する[1]。

Gelattの合理的意思決定理論

　意思決定モデルを**図8**に示す。

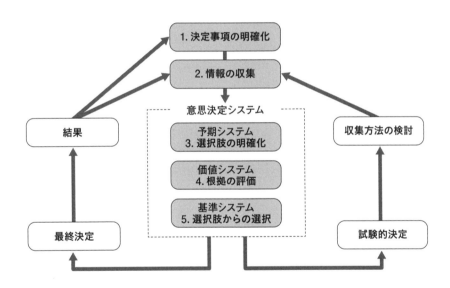

▶ **図8　Gelattの合理的意思決定理論**

　①個人が解決すべき事項（決定事項）を明確化（フレーミング）し、②問題を比較するために必要な情報収集を行う。意思決定は3段階で行われる。③自分の客観的な評価と選択肢のマッチを予測し（予期システム）、④予測された結果が自分の目的や目標にとってどの程度望ましいかを評価し（価値システム）、⑤評価基準に合致したものを選択する（基準システム）。

　試験的決定であれば、もう一度情報収集に戻り、曖昧な部分の明確化や、情報収集方法の見直しを行う。最終的決定であれば、得られた最終結果を振り返り次のフレーミングや情報収集へフィードバックする。

しかし、このように意思決定プロセスをしっかりと展開できる計画型タイプの人は多くない。意思決定タイプには様々なタイプがある。例えば、「情報を収集しすぎて決心できない」苦悩型タイプ、「とりあえず決めてから考えれば良い」という衝動型タイプ、「そんな気がするから、それでいいや」という直感型タイプ、「なるようになるさ」という運命型タイプ、「意思決定をする必要はわかっているが、恐怖心・情報の欠如・やる気のなさで決定を延期する」延期型タイプなどがいる。

おわりに

合理的な意思決定を進めるうえでは、自分自身の意思決定の特徴の把握と改善が重要だ。次節では、自身の意思決定の特徴を測定する。

【参考文献】

1) 独立行政法人労働政策研究・研修機構. 職業相談場面におけるキャリア理論及びカウンセリング理論の活用・普及に関する文献調査. JILPT 資料シリーズ No. 165. 2016年3月.
https://www.jil.go.jp/institute/siryo/2016/165.html（閲覧日：2023年12月1日）

（賀來 敦）

04 | あなたの意思決定能力はどんな特徴を持っているか

はじめに

　キャリアにまつわる行動の中で意思決定は特に変動が大きく、心の揺れ動きのコントロールは難しい。ここでは、自分自身の意思決定の特徴を自分自身で把握するワークを行う。

進め方

1) キャリアについて、自分に当てはまる数字を選ぶ（1. 当てはまらない、2. あまり当てはまらない、3. どちらともいえない、4. やや当てはまる、5. 当てはまる）。

2) 1）で選んだ数字を右の空欄に転記する。　当てはまる数字

		A	B	C	D	E	F
自分の能力や適性がよくわからないので、将来の職業が決まらない	→						
自分一人で何かを決めた経験が少ないので、将来の職業について、誰かと相談をしたい	→						
いろいろなことに興味があるので、どの職業を選んだら良いのかわからない	→						
将来の職業のことを真剣に考えたことがない	→						
将来のことはわからないから、職業のことは考えたくない	→						
自分が、職業として、どのようなことをやりたいのかわからない	→						
将来の職業のために積極的に努力するよりは、チャンスを待つほうが良い	→						
就職先を決めることの難しさを考えると不安になる	→						
将来の職業を決めることに対して不安がある	→						
職業決定のことを考えると、不安を感じる	→						
今まであまり職業のことをまじめに考えたことがない	→						
魅力のある職業がいくつもあるので、将来の職業を決められない	→						

自分一人で何かを決めた経験が少ないので、誰かにアドバイスを求めたい	→						
将来の職業については、考える意欲が全くわかない	→						
将来、職業に就かずに、好きなことをしていたい	→						
自分に何が向いているかわからないので、職業を決められない	→						
どのようにして職業を決めれば良いか、漠然としていてわからない	→						
いつまでも仕事をしないで遊んで暮らせたら良いのにと思う	→						
将来の職業について、誰かと相談をしたい	→						
何もせずに、今のままでいたい	→						
可能性のある将来の職業がたくさんあるので、どれにしたら良いのかわからない	→						
将来の職業のことを考えると気が滅入ってくる	→						
自分の興味や関心がよくわからないので、将来の職業が決まらない	→						
将来、職業を決めることがうまくいくかどうか不安である	→						
就職しないで、いつまでも今の状態でいられたら良いのにと思う	→						
今までも重要な問題は親などと相談してきたので、職業選択の問題でも相談したい	→						
職業の選択肢がたくさんあるので、迷ってしまう	→						
職業選択の問題は重要なことなので、誰かと相談したい	→						
職業のことなど考えずに、自分の好きなことに集中していたい	→						
いろいろ考えすぎて、自分に合う職業を決められない	→						
3）A～F欄の数字を足して、5で割ってください。							

4) 3）のA〜Fのスコアを、以下のレーダーチャートに書く。

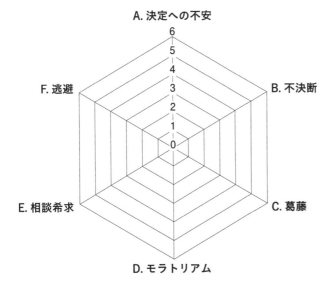

この意思決定のアンケートでは、あなたの「決断のできなさ」の特徴をはかっている。

キャリア不決断	解説	対策
A. 決定への不安	広汎で永続的な不決断の態様であり、情報の獲得によっても緩和されることがない	根拠のない「不安」をなぜ感じるかの自己分析を行う
B. 不決断	キャリア意思決定プロセスに関する知識、自己に関する理解、キャリア情報に関する知識の不足の反映	決断の根拠になる知識・情報を収集する
C. 葛藤	多くの魅力的な選択肢の中から一つを選択できないことに起因する不決断を表す	自己の価値観や興味・能力を特定し、選択肢に優先順位をつける
D. モラトリアム	個人のキャリア関連の志望を具現化させる能力の不足。個人のパーソナリティ特性をキャリアにおいて実現する能力の不足	自分のキャリア目標を明確化し、実現に必要な能力や中間目標を特定する
E. 相談希求	キャリア選択を行った後に重要な他者からの反対によって生ずる問題に関連する	キャリア選択の権利を他者に委ねた時の不利益について考える
F. 逃避	キャリア意思決定に関する情緒的な問題を反映する	今、キャリアに関する決定を行わなかった場合の不利益を考える

「生殺与奪の権利を他人に握らせてはならない」。医学生や研修医のキャリア選択の自由は、

時に軽視されやすく擁護されにくい。自分自身で選択し決断する気概を持たなければ、医者の世界での"弱者"である若手は、容易に組織の利益を優先されうる（第2部 第1章 医師のキャリアを阻害する2つの文化を育んだ歴史を語る／→P.148参照）ことを意識してほしい。

【参考文献】

・ 吾峠呼世晴. 第一話残酷. 鬼滅の刃 ノベライズ. 2020: 1: 5-34.
・ 清水和秋, 他. キャリア意思決定尺度の開発. 関西大学社会学部紀要. 2007: 38: 97-118.

（賀來 敦）

女性医師の妊娠・出産に関する最新データ

　女性外科医に対する全国調査（2018年）・女性内科医・産婦人科医への調査（2018-2019年）によると、セクシャルハラスメントの経験が半数弱に、妊娠を歓迎しない具体的発言を職場で受けた経験が4割の女性医師にあります。婚姻者の半数以上で仕事のための避妊経験、約3割に不妊治療の経験があり、特に30代後半から40代前半では約4割が不妊治療を経験しています。また、妊娠経験者の約3割に自然流産・妊娠合併症、約2割に分娩合併症がありました。就労緩和と産前産後休業はだいたいが取得しており、育児休業の取得も近年になるほど増加し、2009年の調査で3〜4割程度だった取得率が2017年の調査では7〜8割へと上昇していました。しかし、依然として**2割もの女性医師が**、代わりの医師がいないことや職場で取得しづらい雰囲気を理由に、**育児休業の取得を諦め離職している**現状があります。みなさんの身近ではいかがですか？

【参考文献】

・日本産科婦人科学会, 他. 女性医師の妊娠出産に関する調査結果; 専門分野での違いなどあるのか？ 2019.

（村田 亜紀子）

05 | 選択肢をリストアップして全体を俯瞰しよう

はじめに

Stage 3の5〜7では、職業についての意思決定の過程をもとにワークを進める。意思決定の過程を**表15**に示す。

▶ **表15　意思決定の過程**

①予測をする （予期システム）	選択可能な職業を客観的に評価し、行為から生じる結果を予測する
②評価をする （価値システム）	予測された結果が自分の目的や目標にとってどの程度望ましいかを評価する
③意思決定をする （基準システム）	評価基準に合致した職業（選択肢）を選択する

ここでは、「①予測をする」について解説しワークを行う。

進め方

1)　以下の、職業（選択肢）の予測ワークシートを順番に埋めていく。

職業（選択肢）の予測ワークシート		氏名：　　　　　　記入日：

	Plan I	Plan II	Plan III
a. 気になる職業／選択肢 （具体的な名前を挙げる）			
b. その職業に興味を持った年齢			
c. 興味を持った出来事、経験			
d. 職業選択に影響を受けた 人や本、テレビ番組、映画			
e. 今のスキル			
f. その職業に就くうえで 必要なスキル			
g. その職業でやりたいこと			
h. その職業でできること			
i. その職業でやるべきこと			

©2024 金芳堂『やればやるほど成功パターンが体にしみこむ 医学生・医師のライフキャリアワークブック』P93

※職業（選択肢）の予測ワークシートは、金芳堂HPの特設サイトからダウンロードできます。

2) 気になる職業名を具体的に複数挙げる（a欄）。なお、意思決定のフレーミング（枠組み）の設定は任意に変更可能なので、カテゴリーを「職業」ではなく「医局」「研修プログラム」「病院」「診療科」「専門医資格」などに変えて比較に使用しても良い。ただし、カテゴリーをまたいだ比較は、意思決定のレベルが異なるため避けるべきである。また、この場合の「職業」には臨床医としてだけでなく、医学部卒業後に就職可能なすべての職業が含まれる（例：ニュースキャスター、塾講師、保健所長など）。

3) 一つの職業（選択肢）について、b〜i欄に記載していく。

解説

ここで挙げる選択肢は制限をかけずに、なるべく多く挙げてほしい。そのうえで、カテゴリーが横断的な選択肢が混在している場合は、カテゴリー別に分類し、カテゴリーごとに上記のワークを実施すると良い。

おわりに

職業を決定するには、選択する（興味を持つ）可能性のある職業情報を集める必要がある。まずは、これまでに興味を持った職業、その時の年齢、その時経験した出来事、影響を受けた人・本・テレビ番組・映画など、興味を持った職業（選択肢）を挙げ、自分の興味の傾向、また実現する可能性について考えてほしい。

また医師免許に付与できる資格の取得については、webエッセイ『医師免許に足すと出来ることが増える資格と、専門医について』（https://note.com/ohp_pho/n/n498f5963b595）が興味深いので、紹介する。

（橋本 富美子）

06 | リストアップした選択肢を一つ一つ吟味してみよう

はじめに

ここでは、前述の**表15**（→P.93）の「②評価をする」（予測された結果が自分の目的や目標にとってどの程度望ましいかを評価する）を解説しワークを行う。

進め方

1) 以下の選択肢評価ワークシートに、リストアップした選択肢名（職業・病院など）を記入する。

2) 選択において、自分にとって重要な価値観・興味・関心を記入し、就職時の条件や価値観に照らし合わせた「①具体的な評価」を記入する。以降②〜⑤を順番に記入。

注：選択肢ごとにワークシートを作成する

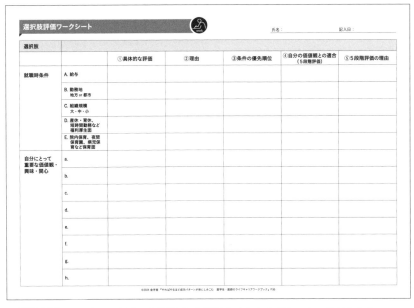

※選択肢評価ワークシートは、金芳堂HPの特設サイトからダウンロードできます。

解説

Stage 3の5で行った、リストアップした選択肢（職業・病院など）を評価する項目（諸条件）を考える。また、諸条件の中で優先したいものは何か、自分の価値観を確認し順位づけする。興味や関心が自分の適性に合っているかを、5段階評価をつける。そして、5段階評価の理由を記載し自分にとって望ましい選択とは何かの理解を深める。

おわりに

　選択肢の客観的な評価は難しい。後述の第1部 第2章 バイアスに対抗する意思決定の方法（→P.99参照）で示すように、人の認知は歪みやすく、自分の信念に合う情報ばかりを選択的に見て、合理的な思考が妨げられやすい。ぜひ手順を踏んで、合理的な意思決定につなげてほしい。

（橋本 富美子）

Break Time コラム

私の研修病院チェックポイント【QOL】

　職員食堂の充実度は、私にとって必須項目です。毎日食べる食事が苦痛だと、生活の質は格段に落ちます。作り置きの冷や飯を毎日食べるのはまさに苦行。「幸せの閾値」がどんどん下がります。とびきり美味である必要はなく、普通が大事です。出身大学の学生食堂や病院食堂が貧相でこりごりしていました。私の研修病院ではランチセットで肉か魚かを選べて、火曜はカレーの日。金曜は麺類の日で、これも2種類の麺（蕎麦or冷麺など）から選べました。

　夜遅くなる時には、夕食もお願いできて大変重宝しました。夜遅くまで開いている近隣の食事処・スーパーなどの存在や、院内売店の営業時間も重要です。17時に閉まる売店ではカンファレンスや手術が長引いた時に軽食も買えません。私の初期研修先の院内コンビニは22時まで開いていて、ATMで振り込みもできました。

　また、働き方改革が進んでいる中、適切な労務管理運用のチェックは必須です。サービス残業を認める「空気」・どこまで仕事を自己研鑽として扱うかなどは、病院・医局によってかなり差があります。例えば、**タイムカードの有無**や**残業申請のしやすさ**などは業務システムの確認項目として重要です。

（賀來 敦）

07 | 選択肢を総合評価し、意思決定を行う

はじめに

　ここでは、前述の**表15**（→P.93）の「③意思決定をする」（評価基準に合致した職業を選択する）を解説する。そのうえで、Stage 3の5・6で予測、評価した結果を用いて、目的に合った現状の意思決定ワークを行う。

進め方

1) Stage 3の6で作成した複数の選択肢評価ワークシートを比較し、「条件の優先順位（重みづけ）×価値観」との適合を考慮して、職業（選択肢）の順位づけを行う。

2) 以下の職業理解度チェックリストで、職業（選択肢）を選択した状況、選択した職業に対する理解度を確認する。

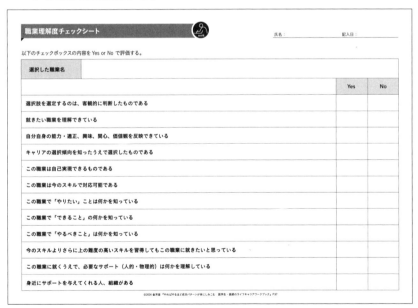

※職業理解度チェックシートは、金芳堂HPの特設サイトからダウンロードできます。

3) 以下の意思決定内容整理ワークシートにて、現時点で意思決定するために実施した内容を一覧にして確認する。

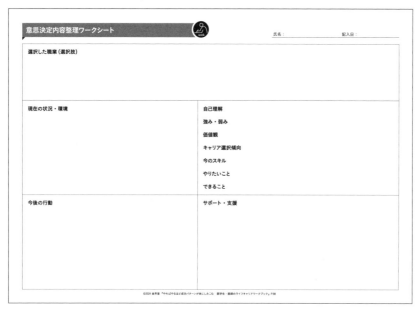

※意思決定内容整理ワークシートは、金芳堂HPの特設サイトからダウンロードできます。

解説

　自分にとってマッチする職業でないと思った場合は、Stage 3の5・6の作業を納得がいくまで再度繰り返すことが必要である。

おわりに

　意思決定手法を使うと優れた決定を下せる数が6倍に増え、失敗率がほぼ半分に減る。しかし意思決定はしんどい作業であるため、人は直観に頼りがちである。意思決定のパフォーマンスを高めるにも、ステップを踏んだプロセスに取り組んでほしい。

【参考文献】

・ チップ ハース, 他. 千葉敏生, 翻訳. 決定力！ 正解を導く4つのプロセス. 早川書房, 2013. p. 416.

（橋本 富美子）

STAGE 3

08 | バイアスに対抗する意思決定の方法

はじめに

　人は正しい情報さえあれば合理的な選択ができるわけではなく、心理的近道（ヒューリスティック）・認知バイアス（認識の歪みや人の思考や行動の偏り）が合理的な判断を阻害する。では合理的な判断を下すにはどうすれば良いのだろうか？　ここでは、バイアスに対抗するための方法を解説する。

バイアスに対抗する意思決定の方法

　意思決定の際に、自らのバイアスに対抗するためには以下のような手法がある（**表16**）。

▶ 表16　バイアスに対抗するための手法

① 優先順位をつける	事後のねつ造による判断理由の正当化防止のため、意思決定の影響を受ける目標や優先事項を書き出す。
② 選択肢の拡大（代替案）	「選択の幅を広げる」ための現実的な代替案を4つ以上書き出す。「選択の幅を広げること」は意思決定の質を高める。
③ 自分への影響の再確認	意思決定の1年後の影響を書き出す。想定結果に至るストーリーを大まかに記述することは、他のシナリオの発見につながり有益である。
④ 価値の再考（支持理由）	選択肢の決定事項・支持理由・支持の程度について記録を残す。これらを記録は成果測定の基準でもある。
⑤ 未把握情報の抽出	把握していない最重要情報を書き出す。未知のことを無視して、自分が知っていることに捕らわれないために重要である。
⑥ 相補性を求める	より多くの視点を介在させ、「0」か「1」か、といった視野狭窄を防ぐ。例えば、「仕事か家庭か!!」のような極端な選択を避け、両方を活かす中庸を探る。
⑦ 判断の修正	決定後のフォローアップの機会を必ず設ける。修正と学習の機会を逸さない。

おわりに

　意思決定のパフォーマンスを管理するには、このようにバイアスを除外し合理的な選択をしていく必要がある。しかし主観的・直観的な視点は、本当に意思決定に必要ないのだろうか？変化が多く予測が通用しない不確実性が高まった現代社会においては、客観的・合理的な意思決定スタイルに加えて、主観的・直観的な視点を取り入れ、突然の変化や不確実への対応をする「積極的不確実性」が必要であると、合理的意思決定理論のGelatt.H.Bは後年に述べている。

「積極的不確実性」の実践には、「①情報は想像力を持って扱うが、情報を想像しない」「②意思決定のプロセスの中で、自分が何を求め、何を信じているかの理解を、確信しすぎてはならない」「③合理的に選択するが、合理的選択が通用しない場合は合理性を諦める」ことが重要である。ぜひ合理性（左脳）と直感（右脳）をうまく組み合わせた全脳的アプローチで、自分のキャリアを切り開いていってほしい。

【参考文献】

・ Larson E. A checklist for making faster, better decisions. Harvard Business Review, 2016.
  https://hbr.org/2016/03/a-checklist-for-making-faster-better-decisions（閲覧日：2023年12月1日）

（賀來 敦）

私の研修病院チェックポイント【研修システム編】

　院内で「ICLS/ACLS」や「緩和ケア講習会」などの公式コースを開催している施設には、教育に力を入れている指導医がいます。他にも「FCCS」「ALSO」「小児T&A」「PSLS/PCEC」などがあるので、そうした課外コースの受講をオススメします。これらの受講時にローテート中の科が完全フリーの休日をくれるかどうかも大事なポイントです。

　初期研修中の経験症例数（外科での執刀症例数）は病院・指導医格差が大きいです。「今までに何回執刀しましたか？」と研修医にズバッと聞くのが良いでしょう。私の研修当時1年上の先輩だった脳外科志望研修医2年目は、慢性硬膜下血腫の執刀を2桁近く経験していました。院内多職種の職員が最新知見に共通の認識を持てる機会の確保も大事と思います。講義、オンデマンド動画の視聴といった形式は問いません。

（賀來 敦）

01 | これからの行動計画を検討してみよう

はじめに

　キャリアプランニングの目的は、自分がどのようになりたいかという具体的な目標を持ち、そのための計画を立てることである。社会の価値観が多様化する中で、自分が最も望ましい自分像を新たに見つけるためにも用いられる。まず、仮決定した選択肢に対し、達成に向けた具体的な行動計画を作成する。予想される障害や制約条件、次善の策、必要となる資源（人・情報・スキル・マインド）、支援者を明らかにし、課題達成ステップを作成することが重要だ。

　ここでは、「行動計画検討ワーク」を用いて、あらゆる場面を想定し、自分が最も望むべき行動計画を明らかにしていく。

進め方

Ⓐ 以下の「行動計画検討ワークシート」に記入する。

注：ワークシートを用いて行動計画の検討事項を作成する。ポイントは、より具体的に書くこと。

> 例：専攻医を経て、専門医取得後、ライフイベントをイメージしながら希望の病院で採用
> 　　さえることを「目標」として、行動計画検討ワークに書く。

Ⓑ「行動計画検討ワークシート」を分析する。

注：特定した選択肢に対して、現状を把握し、達成時期（中期、長期など）を具体的に検討する。達成に向けて予想される障害は何か、代替案はあるか。また、その達成に向けて必要な人、情報、コストや必要な資源はあるかなど、状況を詳細に自己点検をしていく。より具体的な記載が望ましい。

＜ある女性医師の行動計画検討ワーク例＞

> ● 現在の状況
>
> 　現在、卒後3年目、専攻医として日々臨床を行う。自分が進みたい○○の専門研修は、専門の先生がいる病院に異動して学ぶか、現在のエリアで、時間はかかるが、症例の件数を少しずつ重ねるしかない。今カンファレンスや勉強会で1日が終わり自分の時間はない。実家も2時間はかかる。パートナーとの結婚・妊活を考えているが、話せる時間もない。

●目標と達成時期

　仮決定で設定したのは、○○エリアの内科系病院と、目標とする○○系が学べる病院。研修が週5分の1ぐらいできる病院で働きたい。生活水準は、研修を重視することで少し下がっても良い。専門医取得後（3・4年後）に転職をする。女性特有のライフステージに合わせて、ある程度フレキシブルに勤務ができる病院、または、女性医師支援制度がある病院を探したい。

●予想される障害

　現在の職場は、慣れている環境で働きやすい。周囲の信頼関係で働けてきた面もあるので、病院を変えたら、不安で業務ができるか心配。希望の職場は、自分がやりたい分野の指導が受けられそうだが、忙しそう。現在の病院では評価を得ていて報酬も満足だが、希望する研修の症例数が少ない。プライベートも考えたいが、働き方をセーブすると今後の専攻医としてのキャリアへの悪影響が不安。そのような働き方をする道があるのかわからない。現在の自分の臨床年齢では、求める研修のできる病院での求人件数が少ない。エントリーシートに記載する項目では、自己PRが書けない。パートナーに相談できずにいる。

●目標の代替案

　現在の勤務を続けながら、希望の病院に出向できるか相談する。または離職して、当初やりたかった研究職（基礎領域）へ変更するために、大学院に入る。または、パートナーと相談して、一旦退職する。あるいは、すべて諦めて、このまま現在の仕事を続ける。

●必要なリソース（環境・状況）

　働き方をセーブする場合、それ以降生活を送るための貯蓄が必要。また相談できる内外の機関、相談者を見つける。家族の支えも必要。そして、女性のライフワーク支援をしている病院の情報を得る。専門医取得までの学びの場と指導者を見つける。さらに、志望の病院の求人を見つけるためのITリテラシーを身につける。

行動計画検討ワークシート　　氏名：　　　　記入日：

現在の状況

目標と達成時期（仮決定の目標でも可）

予想される障害

目標の代替案（仮決定の目標以外）

必要なリソース（環境・状況）

備考

©2024 金芳堂「やればやるほど成功パターンが身にしみこむ 医学生・医師のライフキャリアワークブック」P.103

※行動計画検討ワークシートは、金芳堂HPの特設サイトからダウンロードできます。

解説

　目標の検討にあたっては、自身の今後のキャリアプランに関して、現状把握、予想される障害や成し遂げる目標を書き出すことが実現につながる。現状分析を行って、次の Stage 4の2の「行動計画管理表」に示す情報を表出していく。また、書き出した内容の現状の点検・評価を行ったら、その結果を次の「キャリア開発行動目標管理表」に落とし込んでいく。

おわりに

　人生の中で、仕事をする時間はどのくらいだろうか。多くの人は人生の中で職業に従事する時間は、最も多く費やす時間である。「今、ここで」直面している出来事に対して、人生の中で「意味のある全体として織り込む」作業をしてはどうだろうか。将来働きたい働き方について設定した目標を検討しながら、視野を広げて職業を検討してみてほしい。広い視点で意味のある職業人生が生まれるかもしれない。

　第1部 第2章 自分を取り巻く環境と状況を分析する（→P.60参照）や、第1部 第3章 ライフイベントに直面して困った時に（→P.129参照）も参考にすると良い。

（里見 なつき・和泉 俊一郎）

⓪② | 行程表を作って、行動計画の進捗を管理する

はじめに

　Stage 4の1の行動計画検討ワークで、目標に必要な行動計画を言語化し、自己概念や譲れない価値観なども併せて整理した。行動計画の策定によって、目標への行動の結果が可視化される。そして目標から外れた行動をしている場合の修正が可能になる。ここでは、「行動計画管理表」を作成し（**表17**）、今起こっている転機や出来事に関心を持ち、次の行動に変えていくための準備を行う。立てた目標に対する実行を後回しにしてチャンスを逃さないでほしい。

▶ **表17　キャリア開発行動計画管理表（月別）の例**

項目	7月	8月	9月	10月	11月
キャリアコンサルティング	1回 ⟷ Web面談	1回 ⟷ Web面談	1回 ⟷ Web面談	1回 ⟷ Web面談	
学会座談会参加（就職支援相談窓口）人脈作り	参加申込 ⟷		他病院 ⟷ OB/OG訪問		
医療機関の業界研究		学会誌 ⟷ HP・サイト	HP・サイト ⟷ 調査シート作成		
職務経歴書	自己分析 ⟷ キャリアの棚卸	添削依頼 ⟷	完成		
エントリーシート（履歴書）			調査シートからエントリー理由整理	添削依頼 ⟷ 完成	
添え状				添削依頼 ⟷ 完成	
就職支援サイト登録・求人検索 必要なスキル調査	登録 リストアップ スキル調査	再リサーチ ⟷ 絞り込み			
病院説明会参加		参加申込	参加申込		
応募・面接				応募	面接 ⟷

※記入できるキャリア開発行動計画管理表（週別）は、金芳堂HPの特設サイトからダウンロードできます。

進め方

Ⓐ 行動計画管理表の記入方法

以下の「キャリア開発行動計画管理表（月別、長期)」を用いて、行動計画管理表を作成する。

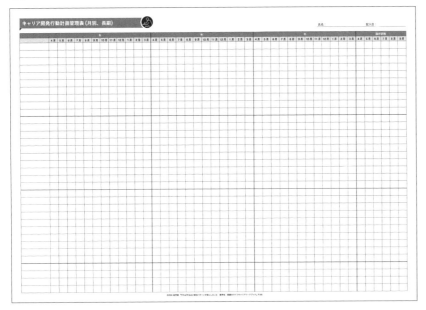

※キャリア開発行動計画管理表（月別、長期）は、金芳堂HPの特設サイトからダウンロードできます。

まず、Stage 4の1で作成した行動計画表から、目標設定する課題を抽出する。ポイントは、より課題設定を詳細に設定して、行動計画を管理しやすく記載することである。そして、課題に対して、実践すべき行動の計画に対して矢印を引く。行動計画は細かく区切り、具体的な行動を記載することで行動のイメージが作りやすくなり、また管理がしやすくなる。

Ⓑ 行動計画管理ワークの分析

特定した課題と計画に対して、実現可能な計画か、設定した期限に対する評価、現状を分析する、達成時期（中期、長期など）の具体的な目標を評価し、設定した各課題同士で連動させる。より詳細に、行動計画を記載し、その計画を分析してみる。

解説

行動計画管理の策定にあたっては、Stage 4の1までの自己分析と目標設定で、想像以上の体力を使う。目標設定で満足してしまい、結果的に目標達成ができなければ本末転倒だ。したがって、ここで表出した行動計画はこまめに管理し、支援者がいる場合は、支援者と共有しなが

ら双方向で行動管理することも実現可能性につながる。では、Stage 4の1で抽出した行動計画検討ワークシートのキーワードを「キャリア開発行動計画管理表」に書き込んでいこう。

おわりに

今回作成した行動計画管理ワークシート2枚は、工事現場の作業行程や漫画家の締切スケジュール管理などでよく目にする進捗管理表そのものである。「目標を紙に書くだけで達成する確率は42％も上昇する」と言われている。「いや、忙しくて、こんなに細かく計画を書いている暇がないし、計画的に生活しているから、私は不要だ」と考える人ほどぜひ取り組んでほしい。

【参考文献】

・ マリー・フォーレオ. あなたの才能を引き出すレッスン. KADOKAWA, 2020. p. 416.

（里見 なつき・和泉 俊一郎）

Break Time 質問箱

臨床研修病院見学では"何"に着目すればよいですか？

自分の志望する専門領域があるかどうかで、研修内容で注目する場所が変わります。専門領域が決まっている場合は、**専門領域を"誰"について学び、専門医資格を取得したいか、"誰"と一緒に働いていきたいか**が、最も大事です。同僚たちと尊敬し合って成長できるかどうかは、仕事の楽しさや自己肯定感に影響します。一方、志望する専門領域がない場合や初期研修に総合的な学びを求める場合は、"同僚"の選択が難しいこともあります。指導医の勤務は流動的で、見学時と就職時でメンバーが異なる可能性もあります。その場合、「施設設備」「教育システム」「教育に対する病院のスタンス」などでしか判断できません。しかし、システムで保証されるのは最低限の品質であり、それ以上の質を求めるならば、やはり"人"を重視せざるを得ないでしょう。

（賀來 敦）

03 | 応募書類の作成（役割・種類）

はじめに

応募書類は、面接の機会をつかむ切符である。採用者の目に応募書類がとまらなければ、面接までたどり着けない。ここでは、これまでの分析結果を整理した応募書類へのまとめ方を解説する。

応募書類の必要性と役割

アピール力の強い魅力的な応募書類は、採用者に「この人に会ってみたい」と思わせる。そして書類選考で面接可能人数に選ばれると、応募書類をもとに面接が行われる。採用側は、求職者の経験を自病院でどう活かせるかを書類と面接から判断する。

また、求職者側の面接準備対策も応募資料の作成過程を通じて進んでいく。

❶ 応募書類の種類

応募書類は大きく分けて3種類ある（**表18**）。

▶ 表18　応募書類の種類

① 添え状（カバーレター）	・履歴書・職務経歴書に添付 ・挨拶と自己PRを兼ねたビジネス文書 ・書き出し→自己PR・志望動機→面接機会の依頼の順に記載
② 履歴書（病院独自のエントリーシート）	・病院指定の履歴書か、指定がなければ、厚生労働省やJIS規格のテンプレートを使用 ・パソコンを使用して作成するものが主流
③ 職務経歴書	・経歴をわかりやすく示したもの ・履歴書では、業務や経験をアピールする記載が限られるため、質的・量的な能力をPRする ・役職、昇進、部署異動、プロジェクトごとや転職を区切りに記載する

作成のポイント

❶ 添え状について

監修者の賀來が実際に転職の際に使用した添え状を一部伏せ字一部改変（経歴は水増しで……）した記載例を、**図9**に示す（後述の職務経歴書のサンプル・ダイレクトメールサンプルも同様である）。

医療法人〇〇〇〇   令和〇年〇月〇日
理事長
〇〇〇〇　様（または求人情報に記載されていた宛先）

                                                                              〒123-0089
                                                                    東京都〇〇区〇〇町 1-2-3
                                                                              〇〇　　〇〇
                                                                    TEL:03-1234-5678

拝啓　〇〇の候、貴院ますますご清栄のほどとお慶び申し上げます。

　さて、〇月〇日付の「＊＊＊専門業界紙」におきまして貴院が総合診療部門の経験者を募集していることを知り、さっそく応募させていただいた次第です。

　私は、同封の職務経歴書に記載しました通り、大学を卒業後、△△診療所にて〇〇年間、一貫して総合診療／家庭医療に従事してまいりました。
　△△診療所はグループ診療を行っている機能強化型在宅診療所で、私は主に外来診療／在宅／施設担当として、非がん／がん疾患の終末期診療に携わってまいりました。加えて、初期研修医／専攻医教育にも積極的に取り組み、表彰をいただくなどの実績を上げております。
　医療に関する専門的な知識はもちろんですが、もっと広い視野で医療活動を行うため半年前から社会人大学院公衆衛生学修士課程にて研究の勉強もしており、常々バランスの取れた医療人としての社会的／経営的な視野を持つよう心がけております。

　このたび心機一転、新しい環境で自分の実力を試したいと思い、転職を決意いたしました。私の力は貴院において微力ながらも貢献できるものと確信しております。

　何卒同封の履歴書、職務経歴書をご一読いたしまして、ご面接の機会を賜りますようお願い申し上げます。

　末筆ながら、貴院の今後益々のご発展をお祈り申し上げます。

                                                                              敬具

                              記

                    ・履歴書　　　　1部
                    ・職務経歴書　　1部

                                                                              以上

▶ 図9　添え状サンプル

❷ 履歴書について

経歴を把握するために必要な項目を準備する。学歴、職歴、保有資格などの基本項目に加え、エントリーする領域/業務について必要な教育・研究履歴も記載する。

❸ 職務経歴書について

記述形式は以下のとおりである（**表19**）。

▶ **表19　職務経歴書の記述形式**

年代式職歴記述形式	職歴が短い人向けの型式である。採用から現在までの履歴がわかるため、一般的に使用されている。
逆年代式職歴記述形式	現在から過去にさかのぼって業務履歴を示す。現在の経験を活かし転職をしたい場合、経験が強調されるため、中途採用にも効果的である。
職能別（専門別）職歴記述形式	転職暦が多く、専門能力を強調したい場合に効果的である。応募する分野にダイレクトに経歴を自己PRするために有効である。

図10に職能別（専門別）職歴記述形式の職務経歴書のサンプルを示す。

職 務 経 歴 書　サンプル

令和〇〇年〇月〇日現在
氏名　〇〇　〇〇〇

■職務要約
・　〇〇医科大学卒業後、〇〇病院に臨床研修の 2 年間入職のかたわら、〇〇診療所にて週半日の地域医療研修を継続して受け、家庭医療（プライマリ・ケア）の基礎を身に付けた。
・　その後、家庭医療専門研修を〇〇病院内科・〇〇医療センター小児科・〇〇家庭医療センターにて行い、家庭医療専門医・指導医の資格を取得した。
・　〇〇家庭医療センターでは、内科・在宅医療に加え、小児・整形・耳鼻科・泌尿器・眼科・皮膚科・婦人科をはじめとした種々の分野の健康問題に対応する外来業務から、特養／グループホームの施設管理・健診（乳幼児・乳がん・生活習慣病等）・学校医などに携わっていた。業務では、チーム医療の一環として抜け漏れのない情報共有やタイムマネジメントを心掛けている。
・　また総合診療専門研修プログラム／家庭医療専門研修プログラムに所属する指導医として、常に医学生／研修医／専攻医の臨床指導や研究の指導を担当し、学会主催の研修会講師や大学の授業にも関与し人材育成に貢献している。

■職務経歴

職務		職務内容と実績
臨床	外来	**〇〇ファミリークリニック** 人口 5000 人規模の町村で 3 軒ある診療所の一つ 他科診療所まで車で 30 分以上かかるため外科・婦人科領域を含めたプライマリ・ケアを提供。総合診療／家庭医療専門研修プログラム基幹施設 **△△ファミリークリニック** 人口 3 万人規模の市内の観光地の診療所 独居高齢者・母子家庭多い。近隣に小児科がなく外来患者の 4 割を小児科が占める **□□ファミリークリニック** 人口 10 万人の県内第 4 の都市内の診療所。患者は勤労者・小児が比較的多く、また近隣の心療／精神科が数ヶ月待ちのため、スクールカウンセラー／保健師／産業医／精神科病院が当院に紹介することも多い 上記、3 クリニックでは各々常勤医 3-4 名（すべて家庭医療専門医／専攻医）がおりグループプラクティスを実施している。 これらの施設にて週 5-6 コマのプライマリ・ケア外来を行ってきた。
	在宅医療	個人宅・グループホームへの在宅医療に加え、特別養護老人ホームへの定期訪問診療や臨時／夜間往診にかかわってきた。 悪性腫瘍だけでなく慢性呼吸器不全・慢性心不全・神経難病の終末期在宅看取りも携わりおおむね月 1-2 名ほどずつ看取っている。（週 3-4 コマ）
	健診／予防接種	個別の高齢者／生活習慣病健診、乳幼児健診・がん検診に加え、自治体の行う集団乳幼児健診・乳がん検診などにも対応してきた。 予防接種は、小児～成人の定期接種・インフルエンザや COVID-19 などの任意接種に加え、必要に応じてトラベラーズワクチンの対応も行った。（週 2-3 コマ）
	学校医他	学校健診・保育園健診に関わり健康授業などを行った。自治体への関与としては、定期接種化以前に B 型肝炎ワクチン・ロタワクチンの自治体公費負担化に取り組み実現した。
教育	臨床教育	総合診療／家庭医療専門研修プログラムの指導医として、年 1 程度ずつ入職する専攻医への指導に継続して関わる（週 1 度の院内勉強会講師（EBM・臨床推論・研究・複雑な健康問題など）・専攻医の外来カルテの全例指導（研修初年度）・研究指導など）。 初期臨床研修の地域医療研修協力施設のため、定期的に研修に訪れる臨床研修医・医学生への教育も定期的に行っている（常勤医で持ち回り）
	セミナー/WS	〇〇学会や△△学会の年次集会やセミナー・地方会などでおおむね年 4 件の頻度でセミナー講師やシンポジスト・インタレストグループ講師として関わった。 小児診療に対しては地域基幹病院の小児科医師と共同で、臨床研修医・総合診療／家庭医療専攻医を対象とした、小児救急初療のハンズオンワークショップを立ち上げ開催した。昨年には学会主催セミナーの小児救急初療ハンズオンワークショップにインストラクターとして参加した。
	大学教育	〇〇大学臨床研修指導医養成講習会でワーク担当講師として関わった。また、〇〇大学・△△大学・◇◇大学の授業に非常勤講師として関わった。
研究		〇〇大学大学院医学研究科にて公衆衛生学修士を取得。 原著 3 報・報告多数。学会年次集会では定期的に一般演題を発表している。
キャリア支援		＊＊＊＊年より継続的に〇〇学会の学術大会／セミナーでのキャリアワークショップ・働き方改革のシンポジウムや医師・医学生等を対象としたキャリアカウンセリングを開始した。△△学会委員会委員として、倫理的なキャリア教育の啓蒙に尽力する。 ＊＊＊＊年にキャリアコンサルタント（国家資格）取得。

■資格

医師免許	＊＊＊＊年 4 月取得
キャリアコンサルタント（国家資格）	＊＊＊＊年 4 月取得
認定＊＊科医	＊＊＊＊年 9 月取得
家庭医療専門医	＊＊＊＊年 8 月取得
〇〇学会認定指導医	＊＊＊＊年 8 月取得
日本専門医機構　総合診療専門医	＊＊＊＊年 4 月取得
総合診療特任指導医	＊＊＊＊年 4 月取得
日本病院総合診療指導医	＊＊＊＊年 10 月取得

■役職

〇〇学会　代議員	△△学会　＃＃＃＃部会員

■賞罰

＊＊＊＊学会　＃＃＃＃Award	＊＊＊＊年 5 月
＊＊＊＊協会　＄＄＄＄アワード　特別賞	＊＊＊＊年 2 月

■人脈
　プライマリ・ケア／総合診療の領域については、長年、セミナーや各種勉強会などを通じて広く人脈づくりをしてきたため、迅速な情報収集や相談を行うことが可能。

■活用できる知識・能力
　①プライマリ・ケア／総合診療領域の業界事情について精通。
　②プライマリ・ケア診療については一通り確実な診療・指導が可能。
　　・特に複雑な健康問題／社会的な困難事例については、自ら手本を示しながら職員教育が可能。
　　・病院見学受け入れ／地域医療実習研修など、研修医／専攻医教育についてノウハウを有す。
　③働き方改革について、一定の法制度とキャリア理論に基づいた知識を有する
　　・医師と一般人との感覚の違いについて、論理的に解説できる
　　・病院職員に対するキャリア支援・離職防止策の知識を有する

▶ **図10　職務経歴書のサンプル**

　例えば、専門性の高い症例が学べる病院へ転職を希望する場合、過去の病院での就職歴を細かく列挙しても、採用に直結しない。エントリー先の募集要項と採用者側の意図を読み取り、応募書類を作成する。**図11**は、職務経歴書などを送付する際のダイレクトメールの例である。

ダイレクトメール　サンプル

医療法人○○○○
理事長
○○○○　様

令和○年○月○日

〒123-0089
東京都○○区○○町 1-2-3
○○　○○
TEL:03-1234-5678

職務経歴書送付と採用検討のお願い

拝啓　○○の候、貴院にはますますご繁栄のこととお慶び申し上げます
突然お手紙を差し上げる失礼をお許しください。

　私は、○○年に○○大学○○学部を卒業後、△△病院にて○○年間一貫して総合診療臨床業務に従事してまいりました。この度、勤務しておりました病院の組織再構築が行われましたのを機会に、これまでの経験及び知識をさらに活かせる組織への転身を図るべく退職し、求職活動を始めました。

　同封の職務経歴書に記載しましたとおり、△△病院はグループ診療を行っている機能強化型在宅診療所で、私は主に外来診療 / 在宅 / 施設担当として、非がん / がん疾患の終末期診療に携わってまいりました。加えて、初期研修医 / 専攻医教育にも積極的に取り組み、表彰をいただくなどの実績を上げております。

　今後も、研修医 / 専攻医教育のできる専門医として、臨床業務に邁進する所存でございます。
何卒同封の職務経歴書をご一読いただきまして、貴院に私の経験を活かせるポジションがございましたら、ご面接の機会をお与えいただき、採用をご検討くださいますようお願い申し上げます。

　末筆ながら、貴院の今後益々のご発展と皆様のご健勝をお祈り申し上げます。

敬具

▶ **図11　ダイレクトメールのサンプル**

おわりに

　求職先（臨床研修病院など）は、書式や体裁が整っているかをとおして、人間性を観察している。また研修したいことや達成したいことの理由が、主体的・具体的・論理的に記載されて

いるかで思考力を評価している。可能な限り応募書類は使い回しをせず、その病院に特化した内容で作成してほしい。

【参考文献】

・ 厚生労働省. 厚生労働省職業安定局. 履歴書・職務経歴書の書き方. https://www.hellowork.mhlw.go.jp/member/career_doc01.html（閲覧日：2023年12月1日）
　厚生労働省職業安定局　履歴書・職務経歴書の書き方はコチラ ▶

（里見 なつき・和泉 俊一郎）

妊娠・出産の管理リスク

　働く女性医師の出産リスク管理における最大の注意点は、勤務先の病院（あるいはその周辺）に、産科があるかどうかだと思います。特に産科救急や産科3次病院が近隣にあるかを把握しておきたいものです。なぜなら働く女性医師の42％が妊娠合併症（うち15％が切迫流産）を経験し、さらに勤務時間40時間以下と71時間以上では切迫流産リスクが3倍違うからです。

　専門医取得まで問題を先送りするケースもありますが、第三者がこれを女性に勧めることはマタニティ・ハラスメントです。実際、女性医師の34％が「子供を先送りにするように言われた」経験をもっています。しかし、女性の妊娠できる能力（妊孕率）は30歳から急速に低下する上、35歳頃から流産率が増加し、35〜39歳では20％、40歳以上では40％以上が流産を経験します。

　生物医学的事実を理解したうえでのキャリア選択をお勧めします。

（村田 亜紀子）

STAGE **4**

⓪④ | エントリーシート記入のチェックポイント

lecture

はじめに

　エントリーシートは採用選考のためのツールである。採用する病院・診療所、その他の施設の特徴に合わせて、形式や求められる記載内容は様々である。一般企業の採用では面接対象者の選抜につながるため、エントリーシートを読んだ採用担当者が、ぜひこの人物に会ってみたいと思えるようなシートを作成することが求められるのに対し、医療系の採用においては面接時の参考資料になることが多い。ここでは、エントリーシート作成の目的と作成のチェックポイントについて概説する。エントリーシート作成前には、自己分析・就職施設に関する情報収集および分析を行い、推敲する時間を取れるよう締切にゆとりをもって作成してほしい。

エントリーシート作成の目的

　エントリーシート作成の目的は、履歴書では見えない求職者の人柄を知るためのものである。同時に文章力、情報伝達力、説明力もはかっている。したがって、自分の持つ経験、これを通して形成された価値観や能力、関心事項や将来の希望など、自分がどのような人物であるかが伝わるように、焦点を絞って簡潔かつ適切に作成することを意識する。

エントリーシート作成のチェックポイント

❶ エントリーシート作成前のチェックポイント

☐　決められたフォームはあるか？
　→**ある場合**：所定のフォームを入手しているか？
　→**ない場合**：記載必須事項などの指示があるか？
☐　手書き、パソコン使用などの指定はあるか？
☐　応募締め切りはいつか？
☐　送付先および送付方法を確認したか？
☐　自己分析はできているか、また応募先が求める人材像を把握できているか？

❷ エントリーシート記載時のチェックポイント

＜記載方法について＞
☐　基本的な文章作成時のルールを守って記載しているか？
☐　手書きの場合は、読める文字を丁寧に記載したか？

→手書きで人間性を見る場合もある。美しい文字でなくても、丁寧に読み手にとっての読みやすさを意識して記載していることが伝わるように書く

☐ 誤字・脱字、誤変換はないか、口語、略字、短縮語、記号を用いていないか？

☐ 西暦、和暦の区別は適切か？

→履歴書では和暦を用いられてきたが、近年は年号の変更やグローバル化の背景などから西暦記載を求められることもある

☐ 常体（だ、である）と敬体（です、ます）が混在していないか？

☐ SNSのような書き方（文頭を空けない、1文ずつ改行など）、カルテのような記載（短文、体言止めなど）をしていないか？

＜記載内容について＞

☐ 設問で求められている内容について回答できているか？

☐ 自分の経験を自分の言葉で書いているか？（きれいにまとめることが重要ではない）

☐ 経験を踏まえて意見を述べる際、意見につながる事実を経験の中に記載しているか？（経験と意見のつながりを示せているか？）

☐ 自己分析で見えた強み（医師として働くうえでの売り）を表現できているか？

☐ 就職を希望する施設の理念や求められている人材像を踏まえて、就職後の貢献の可能性（相手にとっても有益である点）を表現できているか？

→社会情勢や医療問題を踏まえて記載できるとなお良い

☐ 記載内容に一貫性があるか？

☐ 提出前に、チェックポイントをすべて確認したか？

おわりに

　採用面接でエントリーシートと同じ質問をされることもある。記載内容と回答が異なると、いずれかの内容が本心ではないのではないかと疑いが生じ、信頼感に乏しいという印象を面接官に与えてしまう恐れがある。またエントリーシートの記載内容を掘り下げる形での質問されることもあるため、詳細を問われた時の回答も作成時から意識し、面接対策と並行して進めてほしい。

【参考文献】
・ 成美堂出版編集部. 23年版 最新最強のエントリーシート 自己PR・志望動機. 成美堂出版, 2021.
・ NPO法人看護職の採用と定着を考える会 設立準備室. 看護師の紹介会社に頼らない本. 日労研, 2013.
・ リクナビ. リクナビ2024 就活準備ガイド プロが教えるエントリーシート書き方のコツ.
　https://job.rikunabi.com/contents/entrysheet/4570/（閲覧日：2023年12月1日）

（原 美鈴）

05 | 面接対策ワーク

work

はじめに

　採用側にとっての面接に目的は、求職者が求める資質を持ち合わせているか、意欲はあるか、組織に馴染めるかを見極めることである。一方、求職者にとっては、自分の興味・関心や能力、将来展望に合った職場かどうかを確認する場である。ここでは、互いのマッチングを円滑に進めるための準備のための面接対策ワークを示す。

進め方

Ⓐ 想定される質問に対する回答を書き出す。

1) その病院（診療所）を志望する理由は何ですか？

①志望する病院・診療所などの役割、組織理念

②上記を踏まえた志望理由

2) 医師を志した理由は何ですか？　また、どのような医師を目指していますか？

①志す理由につながる自分の経験は？

②上記の経験を通して、どのような点で医師の仕事に魅力を感じましたか？（具体的に）

3）（転職の場合）以前の職場を退職したのはなぜですか？

①理由

②ネガティブな理由よる場合、転職にあたり前向きに活かせる点は何ですか？

4）（転職の場合）医師として普段から心がけていることは何ですか？

①医師としての信念・モットーは何ですか？（具体的に）

②上記を大切にする理由

5） 入職後、実現したいことは何ですか？

①入職後に自分が実現したいことは何ですか？

②上記に対する病院・診療所などの就職施設側にとってのメリットは何ですか？

6) 自分の長所・短所は何ですか？　それをどのように職務に活かしていきますか？

①長所・どう活かしていきますか？

②短所・どうすると活かせますか？

7) これまでの経歴の中で、最も苦労したことはどんなことですか？　また、それをどのように乗り越えてきましたか？

①最も苦労したこと

②どう乗り越えてきましたか、またその経験から何を学びましたか？

8) 将来展望について、どこでどのように貢献していきたいと考えていますか？

①高度急性期・急性期医療分野、地域医療分野、開業、国際支援、社会貢献など、現時点でどのような将来展望を持っていますか？

②その理由

③社会情勢や医療問題との関連

④今回志望する就職先での経験は上記にどうつながると考えていますか?

---

❷ 面接官への質問事項を書き出す。

・ 具体的な業務内容、期待される役割、勤務条件（給与・休暇）、キャリアアップの仕組み（進学や留学の機会）など、面接官に確認しておきたいことは何ですか?

①確認したいことは何ですか?

②その情報は自分にとって、どのような意味がありますか?（なぜ確認したいのですか?）

解説

　面接対策ワークでの主目的は、面接の場で自分の考えを端的に伝えるために、想定される質問に対して回答を準備し、練習をすることである。一方、ワークに取り組む中で、自分の持つ価値観や興味・関心が見えてくるため、これを整理して言語化していくことが自己分析にもつながる。冒頭に記載したとおり、面接はマッチングの場でもある。そのため、自分がなぜそこで働くことを希望するのか、自分の持つ価値観、興味・関心、様々な経験から得た能力について適切に説明できることは重要である。医療系での就職面接は、採用する側も"採用したい"という姿勢で臨んでいることが多い。専門職として、また共に働く医療チームの仲間として信頼でき、より良い医療を提供するために主体的に自己研鑽を重ねる努力ができる人物かを見極め

ている。また面接でのやり取りを通して、医師に必須のコミュニケーション能力や人柄も見られている。ワークを通してしっかり面接準備を整え、医師としての社会への貢献の可能性について、落ち着いて、熱意を持って伝えられるようにしたい。

おわりに

　面接では見た目の印象も重要だ。服装はスーツ、あるいはこれに準じた服装が基本であり、肌の露出を避け、きちんとアイロンをかけて着用する。サンダルでなく、落ち着いた色合いの汚れのない靴を履く。また髪型や髭、爪を清潔に整え、化粧や装飾品、持ち物も華美なものを避ける。そして、背筋を伸ばして対峙し、落ち着いた口調で語ることで、医師として信頼に足る人物であることをアピールしてほしい。

【参考文献】

- 稲垣文子. 話ベタでも内定がとれる面接合格ボイス. 秀和システム, 2020.
- 兵頭秀一. 人事担当者だけが知る採用と不採用の境界線 受かる面接、落ちる面接. あさ出版, 2017.
- m3.com ウェブサイト. 医師も不採用に？ 面接官は医師のここを見ている―医師面接のいろは. https://career-lab.m3.com/categories/guide/series/step3/articles/405（閲覧日：2023年12月1日）

（原 美鈴）

Break Time　コラム

私の研修病院チェックポイント【医局派遣の医師の割合編】

　勤務病院に帰属意識がないと、大学医局のほうを向くだけで、病院自体を良くしようとか、コメディカルと良好な関係を築こうという行動には至りにくいような気がしています。翻って、研修・指導に力を入れる行動にも影響しかねません。反対に、その病院に帰属している医師が多ければ、研修システムの確立が不十分でも人間力で比較的良好な研修が可能になるのではないかと感じています。よって、医局派遣の医師割合も、研修内容評価の目安となるでしょう。

（賀來 敦）

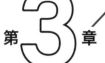

第**3**章 困難な状況に対応するための ワーク

01 | 将来に希望を持てず諦めかけたり、 次へと踏み出せなかったりする時に

はじめに

　Krumboltzの社会的学習理論によれば、キャリア開発は自分の行動に変化をもたらす経験（"学習"）の結果である。キャリア選択の多くは偶然の出来事に左右されるが、日頃の"学習"行動が都合の良い偶然を引き寄せチャンスに変えることにつながる。

　ここでは、チャンスをつかめる偶然を引き寄せる能力を高めるワークを行う。

進め方

❶「計画された偶然性」向上ワーク

1)　予期せぬ出来事の影響力に気づく

> ・今の仕事に就くにあたり、自分に良い影響を与えた予想外の出来事は何ですか？
>
>
>
> ・それは、あなたが事前にどんな行動を取ったからですか？
>
>
>
> ・その出来事がもたらすチャンスを活かすためにどんな行動を取りましたか？

※さらに、 深掘り質問カード を使って、考えを深めてください。

2) あなたは「どのような夢、ビジョンを持っていますか？」。特定の職業ではなく、抽象的な「ありたい姿」を、一言で示してください。

3) 可能性を広げるための行動を邪魔しているものは、何でしょうか？

・失敗を恐れて実行できないでいることは何ですか？

・失敗による最悪のシナリオは何ですか？

・失敗から学んだことは何がありますか？

・反対に、最善のシナリオは何ですか？

・一度も挑戦しなかったらどうなりますか？

・以上を踏まえて、あなたはどうしますか？

※さらに、 深掘り質問カード を使って、考えを深めてください。

４）都合の良い偶然（チャンス）をつかまえるにはどうしたら良いでしょうか。

・どのようなチャンスがくることを望んでいますか？

・発生率を高めるためにはどうしたら良いでしょうか？

・行動を起こしたら、どう人生が変わりますか？（予測について考える）

・何もしなければ、何が待っていますか？

※さらに、 深掘り質問カード を使って、考えを深めてください。

解説

　Krumboltz.J.D は、キャリア選択の多くは偶然の出来事に左右されるとし、その偶然をチャンスに変える「ハプンスタンス学習理論」の概念を提唱した。これは「予期せぬ出来事の活用が、キャリア選択の機会に結びつく」というものである。また、偶然を"Planned Happenstance"にするためには、5つの行動様式（スキル）が必要だ。上記のワークは、これらの5つのスキルのうち、好奇心を高めるワークである（**表20**）。

▶ 表20　"Planned Happenstance"に変えるための行動様式

① 好奇心（Curiosity）	新しい学びの機会を模索せよ
② 持続性（Persistence）	失敗に負けずに努力し続けよ
③ 柔軟性（Flexibility）	姿勢や状況を変えよ
④ 楽観性（Optimism）	新しい機械は必ずやってきて、それを自分のものにすることができると考えよ
⑤ 冒険心（Risk-Taking）	結果がどうなるか見えない場合でも行動を起こせ

おわりに

　Krumboltz の主張は一貫している。計画外の出来事の重要性を認識し、興味に基づいて行動し、チャンスを活かすための注意深さを持つこと、そして**行動の妨げとなる思い込みを潰す**ことである。行動の阻害要因には、「学びへの諦め」「失敗への恐れ」「状況の変化への恐れ」「未経験のことへの不安」「保証のないことへのためらい」などがある。これらは、前述の5つの行動様式の反対である。だから、5つのスキルを発揮するには、阻害要因を具体的に挙げて、克服する方法を検討することが必要である。このワークを通して、一歩前に踏み出す能力を高めてほしい。

　なお、理論を詳しく知りたい方は、以下の動画も確認しよう（https://www.youtube.com/watch?v=l5k0jHHF58o&t=5s）。

動画「継続した生涯学習によって、突然訪れた偶然を生かす」はコチラ ▶

【参考文献】
・ 吉川雅也. 社会的学習理論のコンテクストにおけるハプンスタンスの理解. 関西外国語大学研究論集. 2018: 108; 119-136.
・ 労働政策研究・研修機構. 職業相談場面におけるキャリア理論及びカウンセリング理論の活用・普及に関する文献調査. JILPT 資料シリーズ No. 165. 2016年3月.
　https://www.jil.go.jp/institute/siryo/2016/165.html（閲覧日：2023年12月1日）

（橋本 富美子）

はじめに

　人は、人生においていくつもの役割を担って生きている。そして、担う役割の種類や一つ一つの重み付けは、人によって、また時期によって異なる。ここでは「ライフロール点検シート」を用いて、自分の担う役割を点検し、ワークライフバランス（Work Life Balance：WLB）を満足のいくものに調整していくワークを行う。

進め方

Ⓐ ライフロール点検ワークシートの記入

1) シート左側の8つの「役割」について、「役割解説」欄を参考に、今、それぞれの役割にどのくらいの自分を投入しているか、「今の割合」欄に数字を記入してください。どこから割り振っても構いません。担っていない役割は0で構いません。すべての役割の合計が100になるように数字を割り振ってください。また「現状」欄に、各役割の具体的な内容を記載してください。

2) 次に、「希望する割合」の欄に、どのくらいの割合でこれらの役割を担いたいか、合計が100になるように数字を割り振ってください。また「課題」欄に、自分が望む役割の内容に近づくための課題を記入してください。既に望む役割の内容・割合を実現している場合は空欄で構いません。

<ライフロール点検ワークシート>

記入日：　　　年　　月　　日

役割	役割解説	今の割合*	現状	希望の割合*	課題
子ども	親に対する子供の立場				
学習者	何かを学ぶ立場（学校に通う学生に限らない）				
職業人	労働の対価を受け取る仕事をする立場				
家庭人	生活を維持するために必要な家事などをする立場				
配偶者	相手に対するパートナーとしての立場				
親	子に対する親としての立場				
余暇を楽しむ人	趣味やスポーツなどの余暇を楽しむ立場				
市民	地域活動やボランティアを行う立場				
合計		／100		／100	

注：列の合計が100になるように数値入れる

Ⓑ ライフロール点検シートの分析

1) 記入したライフロール点検ワークシートを眺めて、以下の設問に答えてください。

<設問>

ⓐ 〈今の割合〉の満足度はどのくらいですか？⋯⋯⋯（　　　　　）%

　　上記の満足度であることを、どう思いますか？

※さらに、 深掘り質問カード を使って、考えを深めてください。

ⓑ 記入している時、どのようなことを考えましたか？

※さらに、 深掘り質問カード を使って、考えを深めてください。

ⓒ 記入が難しかったのはどのあたりですか？　なぜ難しかったと思いますか？

※さらに、 深掘り質問カード を使って、考えを深めてください。

ⓓ 一番大事にしたいと思った役割は何ですか？　それはなぜですか？

※さらに、 深掘り質問カード を使って、考えを深めてください。

ⓔ ワークを通して見えてきたこと、気づいたことを記載してみてください。

見えてきたこと・気づいたこと何でも良いので書き出してください

※さらに、 深掘り質問カード を使って、考えを深めてください。

解説

WLBは、「ワーク（仕事）」と「ライフ（プライベート）」の2つのバランスを天秤にかけ、均等に取ることととらえられているが、実際にはもう少し多くの側面を持っている。Donald E. Superは、人は人生において8つの役割を持つと述べ、これを「ライフロール」と呼んでいる。また、このライフロールは、その時々役割の数や割合が増えたり減ったりしながら生きていると考え、虹になぞらえて「ライフキャリア・レインボー」と表現している。この考え方に沿って自分のライフロールを点検してみると、WLBの現状を具体的にとらえることができる。

ライフイベント発生に伴ってライフロールも変化するため、同時に担う役割の割合について調整が必要になる。なぜなら自分は一人しかおらず、どこかの役割を引き受ける割合を増やすためには、他の役割を引き受けている部分を減らさざるを得ないからである。また、仕事上の変化（昇進・昇格、異動、転職など）によっても、ライフロールの割合を調整しなければならない時もある。いずれにしても生じた変化をとらえ、自分自身が満足できるように調整していくことが重要である。現状を点検し、満足できない部分や修正したい部分があれば、何が課題で、どのように調整することができるかを具体的に考えてみると良い。また、この作業を通して、普段意識していなかった自分が大事にしたい価値観やありたい自分像、何かしらの考えにとらわれていた自分が見えてくることもある。

ライフロール点検シートは、"希望する割合"の部分を"ライフイベント発生後"として使用することもできる。例えば、出産に伴い親としての役割が増える時、また親の介護が必要になった場合など、その役割を担うためにどこをどう調整していくかなど、今後起こりうる変化に備えて具体的な対応策を検討することもできる。人生において転機は付き物である。その転機によって起こる変化を希望する形に調整して、WLBをはかるために、キャリアレインボーを活用していけると良い。

おわりに

医師の職業には、「職業人」「学習者」「市民（地域活動（≒地域貢献・社会貢献））」の役割が混在しており、実際にはこれらが「家庭人」「配偶者」「親」の役割とコンフリクト（対立）を

起こしていると思われる。さらには、「職業人」「学習者」「市民」それぞれもお互いにコンフリクトを起こしうる。これらのことは一般にはあまり認識されていない。**医師の職業＝「職業人」と単純化してしまうと、問題の本質を見失ってしまう**ので要注意だ。

今回のワークでは満足度について尋ねているが、満足度100％でなければならないということではない。不満足な部分を調整したい欲求が原動力となって行動し、それによって各ライフロールの対応力やWLB全体の調整力が向上するともいえる。大切なのは不満足の部分も含めて納得できる調和をはかれるかどうかである。キャリアレインボーの考え方を用いて困難をチャンスに変え、自分なりに納得したライフキャリアを目指してほしい。

なお、WLBの理論を詳しく知りたい方は、以下の動画も確認しよう（https://www.youtube.com/watch?v=QRyHnYDSBsE&t=17s）。

動画「ライフステージとライフロール」はコチラ ▶

【参考文献】 ....

・ 渡辺三枝子. 新版キャリアの心理学 キャリア支援への発達的アプローチ 第2版. ナカニシヤ出版, 2018. pp. 23-46.
・ 杉山崇, 他. キャリア心理学ライフデザイン・ワークブック. ナカニシヤ出版, 2018. pp. 65-75.

（原 美鈴）

03 ライフイベントに直面して困った時に

はじめに

　人生では思い通りにいかないことや予期せぬ出来事にぶつかることがある。Schlossberg N.K. はキャリアを転機の連続と考え、転機を理解し乗り越えることが重要だと提唱した。ここでは、直面している転機を分析し、乗り越えるワークを行う（現在転機に直面していない場合は、過去の転機を振り返り、今後の転機に備えるワークを行う）。

進め方

＜転機の分析ワークシート＞

Ⓐ 転機の評価

1)　あなたが直面している転機（過去に経験した転機）を記載してください。

2)　**イベント・ノンイベント**

　　転機には、ある出来事が起こる「イベント」（例：転職する）と、期待したことが起こらない「ノンイベント」（例：第1志望の研修病院にアンマッチした）があります。あなたの経験した転機はどちらですか？

3)　**転機の性質**

　　ⓐ **深刻さ**：ライフロールにおける役割や人間関係、生活はどれくらい変化しましたか？

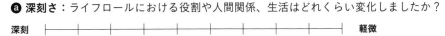

　　ⓑ **タイミング**：良い時期に起こりましたか、悪い時期に起こりましたか？

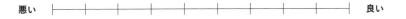

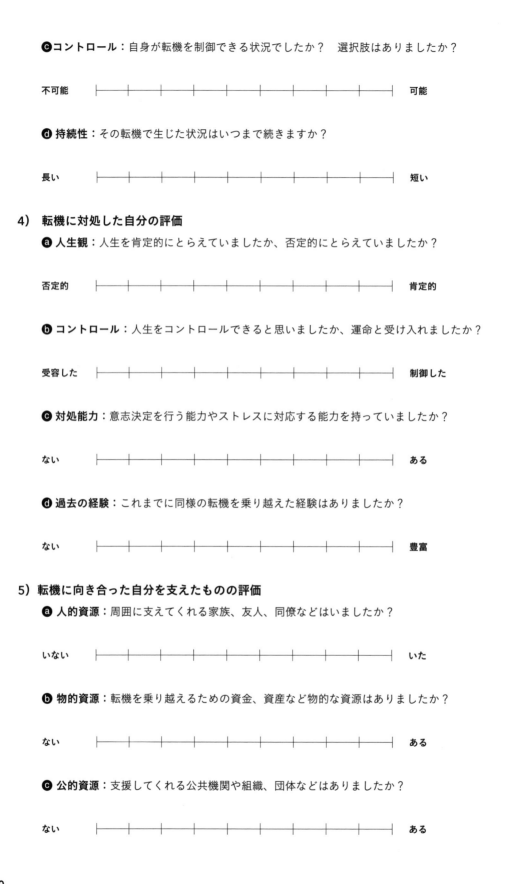

ⓒ コントロール：自身が転機を制御できる状況でしたか？　選択肢はありましたか？

不可能 ├───┼───┼───┼───┼───┼───┼───┼───┤ 可能

ⓓ 持続性：その転機で生じた状況はいつまで続きますか？

長い ├───┼───┼───┼───┼───┼───┼───┼───┤ 短い

4) 転機に対処した自分の評価

ⓐ 人生観：人生を肯定的にとらえていましたか、否定的にとらえていましたか？

否定的 ├───┼───┼───┼───┼───┼───┼───┼───┤ 肯定的

ⓑ コントロール：人生をコントロールできると思いましたか、運命と受け入れましたか？

受容した ├───┼───┼───┼───┼───┼───┼───┼───┤ 制御した

ⓒ 対処能力：意志決定を行う能力やストレスに対応する能力を持っていましたか？

ない ├───┼───┼───┼───┼───┼───┼───┼───┤ ある

ⓓ 過去の経験：これまでに同様の転機を乗り越えた経験はありましたか？

ない ├───┼───┼───┼───┼───┼───┼───┼───┤ 豊富

5) 転機に向き合った自分を支えたものの評価

ⓐ 人的資源：周囲に支えてくれる家族、友人、同僚などはいましたか？

いない ├───┼───┼───┼───┼───┼───┼───┼───┤ いた

ⓑ 物的資源：転機を乗り越えるための資金、資産など物的な資源はありましたか？

ない ├───┼───┼───┼───┼───┼───┼───┼───┤ ある

ⓒ 公的資源：支援してくれる公共機関や組織、団体などはありましたか？

ない ├───┼───┼───┼───┼───┼───┼───┼───┤ ある

❸ 現在の転機の評価

1) Situation（状況の分析）

・この状況は予期されていましたか？　持続期間はどれくらいですか？

・起きたタイミングは良いですか、悪いですか？　好転ですか、暗転ですか？

・今は転機のどの時期ですか（始まりか、中間か、終わりか）？

・転機の原因は何ですか？　どういった目標に向かう中で起こった転機ですか？

※さらに、 深掘り質問カード を使って、考えを深めてください。

2) Self（自己の分析）

・自分は人生に対してどのような考え方を持っていますか？

・変化に対してどう対応する傾向がありますか？　立ち向かいますか、受け入れますか？

・意思決定やストレスなどに対処する能力はありますか？

・ライフロールのバランスはどうですか？

・今回の転機は自分にとってどの程度重要ですか、どういった結果が得られますか？

※さらに、 深掘り質問カード を使って、考えを深めてください。

3) Supports（周囲の支援の分析）

・必要な援助を他人、友人、家族、同僚など周囲の人間から得られますか？

・支援を依頼できる公共機関や団体などはありますか？

・自分の周囲の支援体制は、今回の転機でどう変化しますか？

・失業など大きな転機の場合に、支援や情報提供をしてくれる人、団体はありますか？

・転機に対処する間の資金、時間を確保するための支援はありますか？

※さらに、 深掘り質問カード を使って、考えを深めてください。

4) Strategies（戦略の分析）

・新たな能力を身につけるなど、状況を変えようと試みていますか？

・転機が持つ意味や、自身の転機のとらえ方を良い方向に変えようと試みていますか？

・感じているストレスを解消しようと試みていますか？

※さらに、 深掘り質問カード を使って、考えを深めてください。

解説

　Schlossbergの転機の理論では4つのS（Situation、Self、Supports、Strategies）を点検して受け入れ、主体的に行動計画を立てて転機を乗り越えることを目指している。「A．転機の評価」のワークでは転機への対応から、転機の評価や自分自身、周囲の支援を振り返った。強みと感じられた部分は今後の転機を乗り越えるにあたっても重要だが、その部分に変化をもたらす転機が起こると状況は一気に苦しくなるかもしれない。弱みと感じられた部分の対応を強化し、次の転機までの間に強化しておくと、転機を乗り越えて望ましいキャリアを築くことに役立つだろう。

おわりに

　人生を転機の連続と考えれば、繰り返す転機のたびに「A．転機の評価」と「B．現在の転機の評価」を無意識に行っているといえる。意識的にこれらのワークを行うことで、自身の対応能力が向上し、周囲の支援環境の構築が得られ、転機を乗り越えやすくなっていく。今現在、転機にさらされていない人も、ワークに取り組んであらかじめ転機を乗り越える能力を高めておいてほしい。

　なお、理論を詳しく知りたい方は、以下の動画も確認しよう（https://www.youtube.com/watch?v=c7JKUE7F3wA）。

動画「ライフイベントを乗り越えるノウハウ」はコチラ ▶

【参考文献】

・ ナンシー・K・シュロスバーグ．武田圭太, 他監訳．「選職社会」転機を活かせ 自己分析手法と転機成功事例33. 日本マンパワー, 2000.

（杉山 新）

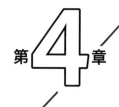

第4章 複数人数で行うワーク

01 | 長期的視点の「就業イメージ」を想像できますか？ 〜キャリアすごろく〜

はじめに

　医学生にとって、臨床研修や専門研修で何が行われるかの知識はあっても、現場で自分がどのような心的体験をして意思決定するのかを、事前に想起することは難しい。一方で、医師として現場に出る前に、キャリアの長期的展望を得ることは重要である。ここでは、複数人数で行うすごろくゲームとグループワークを通じて、医師の初期段階の就業イメージを理解する「キャリアシミュレーションプログラム医学生版（CSP-med）」を行う。

　今回は、紙面上のすごろくで行うグループワークに加え、オンライングループワークも可能なバージョン（Scratch版）も用意した。

＜CSP-medの取り扱い説明書＞

動画「キャリアシミュレーションプログラム医学生版　取り扱い説明書」
（https://www.youtube.com/watch?v=r8YuL51famw）はコチラ。▶
※CSP-medのシートは、金芳堂HPの特設サイトからダウンロードできます。

動画「キャリアシミュレーションプログラム医学生版　取り扱い説明書（Scratch版）」
（https://www.youtube.com/watch?v=B9eGPtEGDNA）はコチラ。▶

注：オンライングループワークの時も、ワークシート3A・4A・7A・7Bには書き込みが必要なので、事前に印刷しておくと便利である。なお、ゲームシート5A・5B、サイコロシート6は、オンラインではScratch版を使用し、web上ですごろくをする。
　　ゲームシート5A（臨床研修）Scratch版はコチラ（https://scratch.mit.edu/projects/382590850/）。
　　ゲームシート5B（専門研修）Scratch版はコチラ（https://scratch.mit.edu/projects/382590914/）。

進め方

Ⓐ すごろくゲームの実施

1) 1グループ3〜4人で、グループワークができるように準備する。

2) キャリアすごろくに必要な下記のPDFシート（**図12**）をダウンロードして、参加人数分を印刷し、各自の手元に配布する。オンライングループワークの場合はScratch版のシートを各自がパソコン上で見られるように準備する。

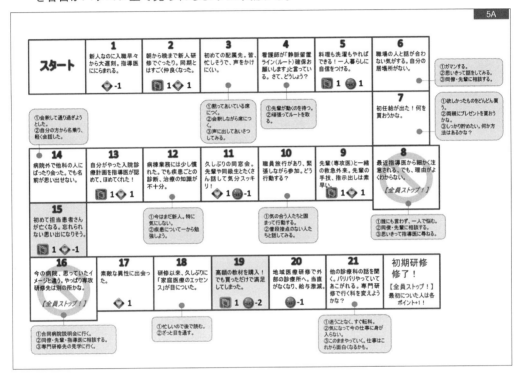

▶ 図12　キャリアすごろくシート例　 シート5A 　ゲームシート（臨床研修）

3) キャリアすごろくの進め方は、前述の「取り扱い説明書」の動画を見る。

4) すごろく終了後に、「ふりかえりシート」（**図13**）を用いて個人ワークとディスカッションを行う。

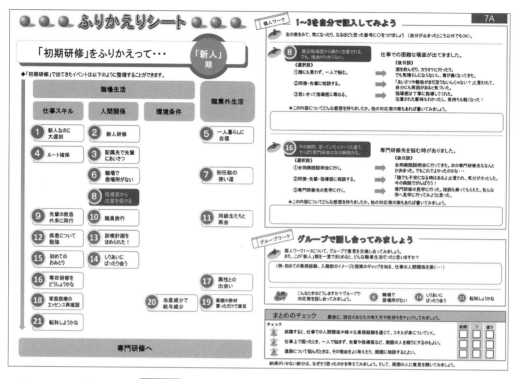

▶ 図13　ふりかえりシート　シート7A

　CSP-medとは、労働政策研究・研修機構が開発した一般若年者向けのキャリアシミュレーションプログラム（CSP）を、同機構の許可の下、賀来敦氏が医学生向けに改編したツールである。若年者向けキャリアガイダンスの6つの基本プロセス（自己理解、職業理解、啓発的経験、意思決定、方策の実行、仕事への適応）の中の「啓発的経験」に着目し、本人の就業後に体験する内容や就業イメージを想起しやすくすることを目的としている。オリジナルのCSPでは、若手営業職の初期キャリアを例として取り上げ、会社に就職した後に起こりうる様々な仕事上のシーンや私生活の出来事を、すごろくのマス目で表現している。そのマス目の内容について、医学生が卒業後に研修医として就職した時に起こりうる出来事を中心に差し替えを行い、オリジナルのCSPと同等の学習効果を持つツールとして改編したのがCSP-medである。医学生対象のキャリア教育授業内での実践や学会ワークショップでの実践も既に数多く行われている。

　就業イメージは、インターンシップや職業体験を通じて理解を深めることも可能だが、限られた時間内の経験だけでは、数年単位に及ぶ職業生活全般のリアリティを感じることは難しい。そこで当ツールでは、複数人数によるすごろくを通じて職業生活や同時期に起こりうる私生活の出来事の流れを体験し、その後のワークで自分の行動を振り返り、考えを深めることを可能にしている。一見すると気楽な「すごろく」ゲームだけのようにも見えるが、本質的にはゲーム後の個人ワークとグループワークが最も重要である。つまりこの「すごろく」は、ゲーミングという手法を使って職業生活をリアルに想起する材料を提供するためのものであり、グルー

プワークのきっかけに過ぎない。当ツールの学習効果を高めるためにも、すごろくで遊ぶことが主目的ではないことを、実施者も参加者も事前に十分理解しておくことが大切である。個人ワーク（**図13**）では、すごろくのマス目に書かれたシーンについて、選択肢内容と後日談を紹介しているだけなので、このままでは十分な就業イメージを描きにくいと思うかもしれないが、一連のすごろくを体験した後でこのワークを実施すると、自分の選択内容と他者の選択内容を比較でき、選択場面を様々な視点からリアリティを持って理解できるようになる。したがって、すごろくゲームを複数人数で実施した後で、個人ワーク、グループワークという流れで実施するのが、当ツールの標準的な使い方である。すごろくを複数人数で実施することは、自分の意思決定場面を経験するだけでなく、他者が意思決定する様子を目の当たりにすることで、他者の経験も自分の経験として共有し、学習できるというメリットがある。

おわりに

　CSP-medの学習効果をさらに高めるためには、あらかじめ近年の医師のキャリアのあり方などに関する客観的情報や基礎知識を事前学習してからCSP-medに臨むと良い。そうすることで、グループワークの場で、各自のキャリア選択に関する地に足の着いた実質的なディスカッションが可能になる。個人ワークだけでなく、キャリアを考えることに興味のある仲間で集まり、グループワークに取り組んでみてほしい。

【参考文献】

・労働政策研究・研修機構. キャリアシミュレーションプログラム（CSP）.
　https://www.jil.go.jp/institute/seika/csp/index.html（閲覧日：2023年12月1日）
・賀來 敦. O-390 [医師教育].『キャリア人生すごろく 医学生版』(CSP-med) を用いたキャリア教育導入パッケージの開発. 医学教育. 2020: 51(suppl); 229.
・賀來 敦. ポストカンファレンス企画 ワークショップ3　医学部におけるキャリア教育 どう実施する？〜『キャリアシミュレーションプログラム 医学生版』の体験. 医学教育. 2021: 52(suppl); 239.

（深町 珠由）

02 | デュアルキャリア・カップルが 健やかなキャリアを築く方法

はじめに

「キャリアを左右する最も重要な決断は、誰と結婚するかだ」（by Sandberg S.）[1]

　パートナー選びは人生に大きな影響を与えるが、成功したからと言ってキャリアが安泰とは限らない。2人ともキャリア志向の「デュアルキャリア・カップル」は、ライフステージが切り替わる3つの転換期（**表21**）[2] において、特に予測できないあまたのライフイベントに直面しうる。この転換期を乗り越え、キャリアを発展させるためには、**パートナーとの関係の再構築**が鍵となる。

▶ 表21　ライフステージの観点からみたデュアルキャリア・カップルの転換期と対策

20〜30代	キャリアと家族を確立すべき（should）時期	
第一の転換期	キャリア上のチャンスや子供の誕生などにより、2人の道（キャリア）を合流させる必要が出る	キャリアの優先順位や家庭内の責任分担を話し合う
40代	個性化した（want）人生の道をつくる時期	
第二の転換期	キャリアの行き詰まりや不満などにより、自分たちの本当に望む新たな道を探求する必要が出る	お互いに相手にとっての安全な拠点の役割を果たす関係を作り、第一の転換期に確立した役割のバランスを取り直す
50代以降	人生を見直し、自分が残せるもの（must）について考える時期	
第三の転換期	世代があがることでの役割変化や子供の巣立ちなどにより、アイデンティティが揺らぎ喪失感や不安を感じる	過去の選択を振り返って自分たちの存在を見つめ直し、新たなチャンスを活かしてなりたい人間になるための道を整える

（ジェニファー・ペトリリレリ．高山真由美，訳．デュアルキャリア・カップル―仕事と人生の3つの転換期を対話で乗り越える．英治出版，2022．p.352を参考に著者作成）

　ここでは、第一の転換期（それぞれに独立した仕事と生活を手にした状態から、お互いを頼る状態への移行する時期）を乗り越えるために必要な、コミュニケーションや問題解決、交渉、相互サポートなどのスキルを高めるワークを行う。

進め方

　以下のワークは、パートナーとの2人で行う。

❶ 2種（優先順位・子育て）のデュアルキャリアモデルの選択ワーク

「これから5年ほどの間に、キャリアと人生に何を求めるのか」 を軸に、以下の「5つの問い」
に沿って、2種のデュアルキャリアモデルからそれぞれ1つずつ選びましょう。

A. これから5年ほどの間に、キャリアと人生に何を求めますか？

> **1）キャリアにおける明確な目標が1つ以上ありますか？**
> （例：昇進、研修を終える、経験を積む、スキルを磨けるプロジェクトを引き受けるなど）

> **2）どれだけ意欲がありますか？**
> （例：最高レベルに到達するための基礎を築くか、現在のレベルを維持するか、その中間か）

> **3）もし子供がいるなら、親としてどういう役割を引き受けたいですか？**
> （例：どんな親になりたいか、子育てのどの側面が一番大切か、パートナーにはどんな役割を引
> き受けてもらいたいか）

> **4）パートナーとの関係において、どの側面が一番大切ですか？**
> （例：2人の人生において時間やお金をかけて続けたい特定の活動があるか、旅行、スポーツ、趣
> 味、コミュニティでの活動など）

> **5）他には、何が大切ですか？**
> （例：住みたい国や地域があるか、今から始めたい、あるいは続けたいと思う余暇の活動などがあ
> るか、仕事以外の望みはあるか）

B. デュアルキャリアモデルを選んでください

キャリアの優先順位の3つのモデル **（表22）** [2]	子育ての3つのモデル **（表23）** [2]

※デュアルキャリアモデルの選択ワークシートは、金芳堂HPの特設サイトからダウンロードできます。

▶ 表22　デュアルキャリアの優先順位の3つのモデル

一番手・二番手モデル（1人のキャリアをもう1人より優先する）	
利点） 役割分担がはっきりしている	**欠点）** 一度決めてしまうと変更が困難
交代制モデル（一番手と二番手が定期的に入れ替わる）	
利点） 2人が共にキャリアにも家庭にも重点的に気持ちを向けられる時期があるキャリアと家庭のバランスを各自に自覚させられる	**欠点）** 交代のタイミングが曖昧になりがち
2人とも一番手モデル（2人が対等な立場でいるための明確な限界を決めることが必要）	
利点） ほぼ対等な立場が保たれ、2人がキャリアと家庭の両方に同時に注力できる	**欠点）** 明確で強固な限界を設定してそれをきっちり守らないと、すべてをこなそうとする罠にすぐにはまってしまう

（ジェニファー・ペトリリレリ．高山真由美，訳．デュアルキャリア・カップル―仕事と人生の3つの転換期を対話
で乗り越える．英治出版，2022．p.117-126を参考に著者作成）

▶ 表23　デュアルキャリアの子育ての３つのモデル

中心となる親を決めるモデル （カップルの一方が子育ての中心的役割を引き受け、子供の世話に関する責任の大半を負う）	
利点）役割が明確である（かける時間に限らず、子供たちを取り巻きサポートするシステム全体を常に念頭におく必要がある）	欠点）二番手の親が家庭生活の大事な瞬間から締め出されたように感じる
交代制モデル（親としての中心的な役割を順番に果たす）	
利点）カップルの双方への負担を分担することができる	欠点）いつ交代するか決めるのが難しい
共同子育てモデル（中心となる親の役割を2人で分ける）	
利点）カップルの双方が共に親として子育てに関われる	欠点）役割のバランスが悪くなりやすい

（ジェニファー・ペトリリレリ. 高山真由美, 訳. デュアルキャリア・カップル―仕事と人生の3つの転換期を対話で乗り越える. 英治出版, 2022. p.126-133を参考に著者作成）

　できれば1日以上（週末全部など）、時間をしっかり取って、自由に話し合うのが理想です。そして、短期的・中期的に望むものを手に入れるため、2人がともに望みどおりの人生を送れていると感じられるようにするための目標を立て、それが叶うような計画を立ててください。選択肢をパートナーとオープンに、明確に話し合い、2人の本当の気持ち、ニーズ、不安、望みに基づいて決断を下すことができれば、どのモデルを選んでも実り多い、満足のいく関係を築くことができるでしょう。

❷ キャリアの地図　ワーク

1) **事前に予測できる2人のキャリアの道筋（キャリアの地図）をそれぞれ書いてください**
   （例：初期臨床研修、専門研修、その後の資格取得や大学院などへの在籍、留学などの職能獲得のためのプロセス、お手本にしたいロールモデルが経験した転機など）

2) **キャリアの地図について教えてください（注目すべき課題やチャンス到来の予測）**

> ・準備を含めてどれくらいの時間や費用がかかりますか？
> ・その間の収入はどうなる見込みですか？
> ・いつが比較的負担が軽く、いつが頑張り時になると考えられますか？
> ・その後にどういった道が開ける見込みですか？

3) **キャリアの地図を見て1年後、3年後、5年後にそれぞれどう感じるでしょうか。想像してみてください**

> ・自分たちで決めたキャリアと子育ての選択について、どう感じますか？
> ・見晴らしのきく未来の時点から今日決めたことを振り返った時、開けたままにしておきたかったのに閉じてしまったキャリアのドアがありますか？
> ・家族の生活について考えた時、今日決めたことのうち先々後悔しそうなものはありますか？

※キャリア地図ワークシートは、金芳堂HPの特設サイトからダウンロードできます。

　この問いで将来を考えて選択を見直すと、2人の望む未来に近づけるでしょう。

❸ 家事分担による生き残り戦略　ワーク

　家族メンバーに変化があった時、カップルのニーズに合った家事の重荷の分担を考えるためのワークです。2)〜4)の項目については必ず1つ以上の家事を挙げてください

> **1) すべての家事をリストに書き出してください**
> 　（自分がやっていない家事は見えないことが多く不満や過小評価につながる）
> **2) リストに書き出した家事のうち、やめられるものはありますか？**
> 　（リストを見直し、やめてもよいものを探す。これで重荷が減り、すべてをこなそうとする落とし穴を避けられる）
> **3) リストに書き出した家事のうち、自分でやりたいものはありますか？**
> **4) リストに書き出した家事のうち、外注できるものはありますか？**
> **5) 残りの家事をどうやって分けますか？　やり方を考えてください**
> 　（分担制、交代制など、明確に決めることがポイント）

※家事分担による生き残り戦略ワークシートは、金芳堂HPの特設サイトからダウンロードできます。
※家事育児分担リストは子供の年齢別に提供されているサイト[3]などもあるので参考にするとよいでしょう。

❹ 2人の協定づくりワーク 〜転換期に慎重な選択をできるようにするために〜

　協定をつくるにあたり、価値観・限界・不安についてお互いを知るために役立つ項目を挙げています。カップルで以下の項目について話し合ってみましょう。

A. 価値観

> 1) 何を幸せに感じ、何を誇りと思いますか？
> 2) 何に満足を感じますか？
> 3) いい人生とはどんな人生ですか？

B. 限界

1）地理的限界

  a. 働いてみたい場所や住んでみたい場所はどこですか？

  b. 子供を育てたい場所や引退後に過ごしたい場所はどこですか？

  c. 避けたい場所はどこですか？

2）時間的限界

  a. キャリアに要する時間（多くの時間にとられる場合）の許容範囲はどれくらいですか？

  b. 在・不在に関する限界

    ・一定期間、別の街で働いたり離れて暮らしたりしても平気ですか？

    ・出向や職場の移動があっても大丈夫ですか？

    ・出張や当直・オンコールはどれくらいが上限ですか？

    ・2人の間での日程調整はどうしますか？

    ・最低限一緒に過ごしたい時間はどれくらいですか？

C. 不安

どんな不安がありますか？

※2人の協定づくりワークシートは、金芳堂HPの特設サイトからダウンロードできます。

　人は、選択や行動が価値観と合致していると満足し、合致していないとストレスを感じます。2人がオープンに話し合えば、お互いに納得できる優先事項を決める助けになります。限界をはっきり決めると、不確定要素・失望・後悔などが減り、意思決定が容易になります。そして、2人の関係やキャリアなどについての不安を話したり考えたりすると、お互いに気を配って協力できたり、不安が現実になり始めた時の兆候がわかるようになったり、不安を減らす対策がとれたりします。

　価値観・限界・不安を話し合って共通の基盤を見つけると、2人で進む道の方向と境界が見えてきます。この基盤づくりを繰り返すことで、2人が一緒に歩き続けられるようになるでしょう。毎年あるいは転換期に再検討することが大切です。

解説

　以上に「デュアルキャリア・カップルがお互いを頼る関係になるためのスキル」を学ぶ4つのワークを示した。解説では、細かな注意点を述べる。

❶ 第一の転換期を乗り越えるために

　時間制約のない人材がカップルになった最初は摩擦もなく並行状態にある。しかし大きなライフイベントに遭遇すると、一つに合流した道を作り出す必要がある。その時は双方が独立したキャリアや人生を保てなくなる。うまくいくためには**「2人のキャリアの優先順位をどう決めるか、家庭内の責任をどう分担するかを話し合う」**ことが鍵である。互いのキャリアや義務、人生を独立したものと考えると、**勝ち負けの応酬をしながら妥協する**ことになりストレスが生じる。人生のパートナー同士は相手を頼らず独立するのではなく、**お互いに依存し協働して取り組む**ことが必要である。つまり、お互いのニーズと不安と夢を尊重しながら、2人のキャリアの優先順位や家庭内の責任分担を決め、ライフイベントに対処することが重要なのである。

❷ 話し合い方のヒント：どう話し合うか

　思いやりを持つ2人の関係を崩壊させうる4つの行動は「侮蔑」「批判」「自己弁護」「壁を作ること」である。それを避け、**表24**のように相手へ思いやりを示すことが大切である。

▶ 表24　思いやりの例

小さな行動で寛大さと思慮深さを伝える
例：朝、パートナーを寝かせたまま自分が子供を起こす、コーヒーを淹れてあげる、仕事が大変そうだった日にいたわる、相手の趣味に興味を持つ、予想外の小さな贈り物をするなど
相手の意図を良いほうに解釈する
例：仕事帰りに買ってくるものを相手が忘れた時に、忙しくてついうっかり忘れただけと取る。がっかりさせられるようなことがあった時にも、仕事のストレスや渋滞といった外的要因のせいにして、相手を責めないなど

　思いやりは伝染し、好循環を生み出す。**ポジティブとネガティブコミュニケーションの比率が5：1以上**だと、そのカップルはうまくいっている。思いやりの後押しが必要かどうかを判断する、おおよその目安にすると良い。また、**相手の話に集中する時間を取る**ことも大切である。例えば「今日はどうだった？」と尋ね、その後の3分間は返ってきた答えを聴くだけにするなど、自分は喋らずに身も心も集中して熱心に耳を傾けると良い。1日に数分でもこうした時間を確保することが、協定作りや日々の対話に役立ち、2人の関係全体の質を向上させてくれる。このように、**お互いを尊重し、態度で示す**ことがパートナーとして協働していくために必要である。

❸ 第一の転換期の落とし穴

　第一の転換期を乗り越える際に注意すべき誤りを紹介する。

1) 経済的な判断基準に頼りすぎること

継続的な学習や専門性の探求、責任の及ぶ範囲の拡大など、他の動機の重要性を無視すると将来的に問題が起こる。住む場所や収入を過度に重視すると、カップルのキャリアを一方だけにしてしまい、あとで後悔するリスクがある。

> 例：家事・育児のための女性の離職（経済的な理由だけでなく、自分にとって大事な物事も判断基準に据えるべきである）、その後の人生、2人の関係、キャリアに関する物事、親類の近くに（あるいは遠くに）住むこと、友人や堅固なコミュニティとのつながりを保つこと、昇進の見込みやスキル・専門性を伸ばすチャンス、仕事と生活の間に健康的なバランスを保つことなど

2) 短期的な視点によるバイアス

短期的には理にかなっているように思えても、長い目で見るとそうではないことがある。特に、決断によって自分が形づくられるため、選択から生じるアイデンティティへの影響など、長期的な影響を見落とさないようにする。故郷とどこに暮らすかという問題は、特に異文化カップルの場合は早いうちから取り組む必要がある。

3) 目の前の実際的な問題だけを考える

ある決断をする時、実際的な側面だけでなく、感情や価値観、不安なども理解、共有し、話し合っておくと、そうした本音からの影響を軽減できる。

4) すべてをこなそうとする

「すべてを手に入れられる」という思い込みから、やろうとする物事が多すぎることがある。これによりストレスが増し、前述3つの落とし穴にはまりやすくなる。立派なキャリアを持ち、同時によい家庭を築き、社交生活を楽しみ、カップルとしての時間を持つことは困難であり、疲弊、不和、対立を生じる。

2人の関係の外の物事に集中しすぎると、2人が話をする時間がなくなり距離が開く。**すべてをこなそうとせず、2人が話をする時間は確保することが重要**だ。

おわりに

デュアルキャリア・カップルは、諸外国では多数派になっている。しかし、日本では男性医師がデュアルキャリア・カップルでいるのは、かなり大変だ**（注1）**。伝統的な性別役割分担の影響で**（注2）**、男性医師は長時間過重労働が当たり前になりやすく、配偶者が専業主婦になるケースも多い。だが、もし自分が病気などで働けなくなったらどうするのだろう。働き方改革が進んでいるとはいえ、長時間過重労働が続く医療現場では、過労死やメンタル不調などの深刻な問題が起こりやすい。リスクを管理し、パートナーのキャリアを尊重するためにも、対話を繰り返してお互いの考えを確認し合い、すり合わせていく姿勢が重要だろう。

注1：日本の夫婦世帯の中で、共働きは全体の約7割を占める（1,262/1,801万世帯：2022年時点）[4, 5]。妻が64歳以下の世帯でも共働きは7割程度で（1,083/1,545万世帯：2020年度時点）、妻がフルタイム（週35時間以上）勤務のデュアルキャリア・カップルが共働き世帯の約4割（466/1083万世帯）と増加傾向にある[6]。

　　男性医師対象の調査（2014年）[7]では、既婚者は全体の87％で、うち95％が配偶者と同居していた。同居の場合、共働き世帯は38％（配偶者職業：医師16％、他職22％）だった。配偶者別居の場合、共働き世帯は47％（配偶者職業：医師25％、他職22％）となった。このように既婚の男性医師の配偶者は半数以上を専業主婦が占める。この調査では、9割以上の男性医師が「仕事の比重が多く、家事や育児に関われない」と回答しており、配偶者が家事・育児の多くを担っている現状がうかがわれる。一方、未婚でパートナーと同居している男性医師（全体の0.4％）の場合、パートナーの全員が就業していた（職業：医師37％、他職63％）ことは興味深い。

　　女性医師（病院勤務）対象の調査（2017年）[8]では、既婚者は回答者の62％で、結婚経験者の配偶者は65％が男性医師だった。女性医師の約半数が休職・離職を経験し、最も多い理由は「出産・子育て（休職期間を問わず）」が7割以上を占めた。「夫の都合」「自分の留学・研究」などの理由は、休職期間が1年、3年と長くなるにつれ徐々に増加し3割強まで至った。年代別では30～40代の7割強が、家事・育児・介護と仕事の両立に関する悩みを抱えており、半数近くが「キャリア形成・スキルアップ」「プライベートな時間がないこと」に悩んでいた。

　　国勢調査（2022年：標本調査）[9]では、男性医師の場合、配偶者の15％が女性医師で、ほぼ全員が配偶者の職業にかかわらずフルタイム勤務であった。女性医師の場合、配偶者の68％が男性医師で、配偶者が他職の場合にフルタイム勤務率が高く、配偶者の所得が高まるにつれフルタイム勤務率が下がっていた。

　　このように、医師同士の結婚は、男性医師の働き方にはほとんど影響しない一方で、女性医師のフルタイム勤務を妨げていた。

注2：**ジェンダーロール（性別役割分担）から逃れるのは、平等意識の強いカップルでも難しい。**なぜなら、パートナーが男女平等を心がけても、育った家庭や社会からキャリアや力関係は男が主導すべきだというメッセージを受けているからである。従来の価値観に逆らう選択をすると、自分たちが因習に囚われていたことに気づく。因習的な価値観が不意に顔を出し、葛藤や不安が生まれると人は埋め合わせの行動を取ろうとするのだ。例えば、夫より収入の多い妻は、夫より多く家事をする傾向がある。このように、ジェンダーロールを再現し力関係のバランスを取り戻そうとする無意識の努力が生じるが、何が原動力か気づかないとさらに不安や混乱が増す。みなさんも、キャリアや家事分担について確認してみよう。

【参考文献】

1）シェリル・サンドバーグ. リーン・イン 女性、仕事、リーダーへの意欲. 日本経済新聞出版出版, 2018.

2）ジェニファー・ペトリリエリ. 高山真由美, 訳. デュアルキャリア・カップル―仕事と人生の3つの転換期を対話で乗り越える. 英治出版, 2022. p.117-126, 126-133, 352.

3）BRAVA.【ダウンロードできる】子どもの年齢別（全11パターン）家事育児分担リスト作りました！
https://brava-mama.jp/2016051882705/（閲覧日：2023年12月1日）

4）労働政策研究・研修機構. 専業主婦世帯と共働き世帯.
https://www.jil.go.jp/kokunai/statistics/timeseries/html/g0212.html（閲覧日：2023年12月1日）

5）労働政策研究・研修機構. 統計情報Q&A：専業主婦世帯、共働き世帯.
https://www.jil.go.jp/kokunai/statistics/qa/a07.html（閲覧日：2023年12月1日）

6）内閣府男女共同参画局. 結婚と家族をめぐる基礎データ. 2017年3月.
https://www.gender.go.jp/kaigi/kento/Marriage-Family/10th/pdf/1.pdf（閲覧日：2023年12月1日）

7）日本医師会男女共同参画委員会, 他. 男女共同参画についての男性医師の意識調査報告. 2014年2月.
https://www.med.or.jp/dl-med/female/men201402.pdf（閲覧日：2023年12月1日）

8）日本医師会男女共同参画委員会, 他. 女性医師の勤務環境の現況に関する調査報告書. 2017年8月.
https://www.med.or.jp/joseiishi/wp-content/uploads/2018/10/h29wd_survey.pdf（閲覧日：2023年12月1日）

9）Miyawaki A. Full-time work rates of physicians with physician spouses vs nonphysician spouses in Japan.

JAMA Network Open. 2022; 5: e2242143.

（村田 亜紀子）

臨床医が旧姓使用を継続したい場合の注意点

「"臨床医が旧姓使用を続ける"」には、**異動により管轄する地方厚生局が変わった場合も、厚生局に住所・勤務先変更の届出（管轄地方厚生（支）局長変更届の提出）をしてはならない**」。これが大原則です。日本では「夫婦同氏制」（民法第750条）により、婚姻後夫婦の一方が氏（姓）を相手の氏（姓）へ改姓する必要があり（夫婦の約96％で女性が変更）、国連女性差別撤廃委員会からは差別的規定として再三是正勧告を受けています。政府は代替策として旧姓の通称使用拡大を推進し、2019年には運転免許証などでの旧姓併記が可能となりました。しかし医師の場合、医籍は自動的に新姓へ変更され、医籍にひも付けされた資格（緩和ケア研修会修了登録など）も新姓表記が主となります。旧姓の医師免許証にひも付けされた**保険医登録票**などの資格は旧姓のまま使用できますが、異動・紛失にかかわらず**再交付時は新姓のみ**で交付されます。よって、旧姓使用中に保険医名が新姓になると、様々な書類で新姓・旧姓が混在し混乱を招くため、旧姓使用が実質困難となるのです（旧姓使用を認めない職場もあります）。しかし、新姓に変わると、論文や勤務歴などの実績は認識されずキャリアが分断され、アイデンティティが失われるなど大きな弊害がありえます。抜本的な対策が必要です。

なお、登録厚生局から離れた地域でも常勤・非常勤を問わず保険医業務は可能です。保険医の異動時の届け出には**罰則規定はなく**、厚生局は本人に対し提出の「お願い」しかできません。その他、**勤務先が変更届を提出する場合があるのでご注意ください。**

（村田 亜紀子）

第**2**部 | 知識編

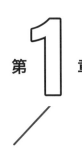

第1章 医師のキャリアを阻害する 2つの文化を育んだ歴史を語る

はじめに

　日本の医師集団には2つの文化が潜んでいる。一つは「若い医師を安い労働力として見る文化」[1]であり、もう一つは「能力の違いを明確に示す階層的な専門医制度を避ける文化」[2]である。これらを無視すると、自分自身のキャリアを考える際に大きな失敗につながる可能性がある。医師の養成とキャリア変遷の歴史を知ることで、これらの文化の背景を理解し、それに対応する必要性を感じることができる。

無給医局員・無給研修の一般化と大学医局の台頭

　第二次世界大戦後、日本の医療の質は低迷していた。当時GHQ公衆衛生福祉局課長Johnson HGは、日本において免許が与えられている医師の大部分は医業を営む狭滑な役立たずと評価していた[3]。その後、GHQの指示による医師法改正（1948年）で、医学専門学校は廃止され、大学医学部が6年制になり、実地修練制度（インターン制度）が導入された**(注1)**。しかし、GHQは卒業後の実地修練生の待遇に対して、競争原理が働くと考え、修練環境の整備や雇用を義務化しなかったため、修練指定病院の指導医不足や研修に必要な設備の未整備により、無給医局員・無給研修が一般化する**(注2)**[1,4]。その後、実地での臨床研修期間増加に伴い、医局員への臨床経験分配（医局ローテート）がこの頃から始まり、大学医局の大学病院外臨床経験機会の占有が進行した[5]。一県一医学部の施策による医学部入学者定員や医師供給量の増加と戦後の高度成長期に伴う病院病床数の増大（年率9.5％：1948〜1958年、6年で2倍に増加）によって、市中病院の臨床経験提供の場としての価値が増大し、勤務医の労働市場がひっ迫した（医師不足）。その結果、本来研究中心であった大学講座機能が最終的に医師のキャリアを統制するという機能を持つに至る。医局から人材派遣を受ける関連病院は、安価な若手医師の労働力の安定供給を受けられる[5]。大学医局は、関連病院を持つことで、若手医師に臨床経験を分配し、医局への帰属をはかることができる。医局が人事権を持つメリットは、大学の研究人員や大学病院の無給医局員制度で無給労働力が確保できることだ。このような三位一体のシステム（医局―関連病院―若手医師）が現代の大学医局の持つキャリアコーディネート機能である[5]。

　医局制度は、医師たちが能力的に成熟するうえで必要な教育資源を必要とする限りにおいて、強い人事権を行使しうる。医局人事の効力のある期間は、概ね卒後10年間とされ、2次・3次医療圏で研修し、あるいは博士号を得た医師は、プライマリ・ケアのトレーニングを受けないまま開業し、1次医療圏に参入することができる。また、民間病院を中心とした病床数の拡大と

開業によって、日本の病床数・病院数の7〜8割は民間病院・開業医が担うようになった[5]。

　1次医療と2次医療を担当する医師のすみ分けの曖昧さや、病院医療の大部分を民間が担っていることが日本の医療構造の特徴だ。このような構造が日本の医師のキャリアや専門医制度の在り方に大きな影響を与えている[2,5]。

注1：実地修練制度とは、医学部卒業後1年間の実地修練を経て、ようやく医師国家試験受験資格が得られるというもの。

注2：当時から司法修練生が、公務員に準じる身分と給与の保証を受けているのとは対照的だ。

日本の専門医制度の法制化の阻止とプライマリ・ケアの専門医制度導入の頓挫　〜大学と開業医（医師会）の反発〜

　日本の専門医制度の法制化は、1950年代に厚生省が目指していたが、大学と開業医の反発により阻止されている[5]。終戦後の国民医療法廃止（1945年）により専門医制度は実施できていなかったため、1950年に再び厚生省は再法制化を目指し、1956年に身分分離的な専門医制度実施の方針を打ち出した（注3）。しかし、大学と日本医師会はそれぞれ異なった理由で専門医制度の導入に強く反発した。大学は、新たな制度の導入により医局の持つ博士号授与と臨床経験分配機能の連携が崩れ、医局の囲い込み力の低下での安価な労働力の喪失を恐れた。日本医師会は、大病院へ専門医が集中し経営的不利益を被ることを恐れ、また2次・3次医療を学んできた自分たちが一般医として区別される、ヒエラルキー形成へ強く抵抗した[5]。

　日本麻酔科学会は1961年に日本初の専門医制度である麻酔科指導医制度を開始し、最終的に、1963年の医療制度調査会最終答申「医療制度全般についての改善の基本方針」では厚生省主導の専門医制度導入は白紙化され、専門医制度の導入は各学会に任されることとなった[5]。

　その後、実地修練生（インターン）の医局による酷使は、東京大学医学部紛争に端を発した学園紛争を引き起こし、1968年に実地修練制度は廃止され、卒業時の医師国家試験受験が可能になった。しかし安価な労働力としての若手の利用は継続し、プライマリ・ケア教育を念頭においた臨床研修制度は有形無実化した。出身大学での研修や専門医志向のストレート研修が中心のアルバイトで生計を維持する状況に変化はなかった[6]。

　1980年に、プライマリ・ケア教育の充実を目的とした臨床研修指導医海外派遣制度を厚生省は設立し、米国の家庭医療やプライマリ・ケアを学んだ医師を、日本での指導医とするべく派遣を開始した。帰国した医師を含めた委員にて、1985年に家庭医に関する懇談会が厚生省健康政策局によって設置され、日本での家庭医制度（プライマリ・ケア専門医制度）の導入が検討された。しかし、英国の家庭医のような国家統制の強い仕組みの導入を警戒した日本医師会の強い抵抗により、家庭医構想はとん挫した。

注3：2次・3次医療を担う専門医と1次医療（プライマリ・ケア）を担う一般医・開業医を区別化・差別化すること。

　「学会認定制協議会」が1981年に設立され、2000年に「専門医認定制協議会」へ、2002年に「日本専門医制評価・認定機構」へと専門医制度を形作る組織は徐々に成長していった[7]。その過程でも、日本医師会は医師間の能力格差が明らかになり、医師の能力と診療報酬がリンクしないよう、①医師および医療機関の**能力格差の表示とならないよう配慮**すること、②**認定医は診療科名標榜と切り離す**こと、③医療保険の**診療報酬点数とは関連しない**こと、の3点を要望し続けている。

　「新・医師臨床研修制度」では2004年からスーパーローテート方式の臨床研修2年間が必修義務化し臨床研修が**プログラムとして**認定されることで、研修病院の制度・設備の整備、教育・指導医の配置・研修環境・待遇に対し、一定水準の保証がされるようになった**（注4）**。

　2013年の「厚生労働省の専門医の在り方に関する検討会」最終報告では、①中立的な第3者機関による専門医認定が必要であること、②各領域で標準的な医療を提供できる医師養成をすること、③総合診療専門医を基礎領域に新設すること、の3点が示された。ここでは専門医の育成について、**専門医の質向上を目指した**ものであり、**医師の地域偏在解消が目的ではない**ことが、明言されている。

　そして2014年5月に、専門医の認定と養成プログラムの評価・認定を統一的に実施する「日本専門医機構」が設立し、2017年に新専門医制度開始予定となった。

　初代理事長池田康夫氏は「学会が自らの利益を守るための制度設計はやめる」と述べ、**良質な研修の提供**と**適切な認定評価**を中心に制度設計が進んでいった。しかし、その後、種々の医師団体から専門医教育の厳格化によって、地域医療から若手医師や指導医の引き上げが生じる懸念が示された。最終的に、2016年6月に日本医師会が要望書を出した翌々日に厚生労働大臣は「『新たな専門医の仕組みへの懸念について』（要望書）に対する厚生労働大臣談話」を発表し、新専門医制度開始の1年延期が政治的に決定された。日本専門医機構は執行部を一新させ、問題解決のために基本問題検討委員会を設立し、専門医制度の基本的枠組、整備指針の見直し、総合診療専門医の在り方について再検討を開始した。その後も資格の取得や医師の労働力確保に利害関係を持つ種々の団体から意見が挙げられた。新しい専門研修整備指針では、「常勤の専門研修**指導医が在籍しない研修施設**を認める」「**カリキュラム制を認める**」「**シーリング（都市部の専攻医数制限）**を導入する」「総合診療は、**へき地勤務12か月義務化**する」といった改変がなされた。

　特にプライマリ・ケアを担う「総合診療専門研修」の整備基準は大幅に緩和された。ケースレポートの提出は、項目が20個から**7個に減少**し、文字数は**原稿用紙1枚半**程度で、さらに提出だけで**認定評価に用いない**（実質能力評価をしない）ことになった**（注5）**。

注4：定められた症例を認定された研修施設で経験することがカリキュラム制では求められる、実際の指導の有無や、診療能力評価は重視されていない。プログラム制では、プログラム管理者のもとで形成的評価を繰り返しながら、一定の保証された研修を進める。一般的にプログラム制の欠点として、「出産・育児・介護などで休職離職する医師や勤務先選択に制限を要すること」が挙げられ、カリキュラム制の利点として、期間を定めない柔軟な研修とある。しかし、これは大きな誤解だ。本来であればプログラム管理者の責任

において柔軟な対応をすべきだが、安易なカリキュラム制の活用によって、研修の自己責任化が進んでいる。結果的に専門研修継続・離脱の責任の所在が、プログラム責任者から個人に移行している。

注5：この動きに対して、日本プライマリ・ケア連合学会は、世界医学教育連盟が定める卒後医学教育グローバルスタンダードに準拠した本邦唯一（2023年時点）の専門研修（新・家庭医療専門研修プログラム）を提供している。WONCA（世界一般医・家庭医機構）は日本専門医機構総合診療研修プログラムを補完するこの研修プログラムを支持[8]している。最短卒後6年で家庭医療専門医は取得可能である。

おわりに

　日本での医師のキャリアには、その健全な形成を阻みかねない2つの文化が潜んでいる。例えば1948年からの実地修練制度の運用や、1956年に厚生省が導入を見送った身分分離的な専門医制度実施の方針への大学の反発、地域医療への影響を理由にした新・専門医制度の1年間の延期と専門医制度へのシーリングの導入は「若手医師を安価な労働力とする文化」に基づいている。また「能力差を明示する階層分離的専門医制度を忌避する文化」は、医師間の能力差を専門医という形で明らかにし診療報酬への反映や外部へ発信することへの抵抗として現れた。特に、プライマリ・ケアを担う一般医・開業医の質を評価認定する取り組みへの抵抗は強く、1985年の家庭医に関する懇談会や、2016年の日本専門医機構の総合診療専門医や特任指導医の認定の簡素化によって、医師の質の担保は形骸化した。また、日本専門医機構サブスペシャリティ領域は原則カリキュラム制となってしまい、教育の質の保証は不十分となった。

　この2つを合わせると「安価な労働力は得たいが、質の高い研修の提供に力を注ぎたくない」「能力に関係なく頑張れば（一定の時間をかければ）とれる資格が良い」という意向が成長しかねない。しかし、一方でこれらの文化を意識して、改変前の日本専門医機構設立に尽力した先達や、数年で去る若手医師への教育に尽力している指導医の存在も忘れてはならない。今後自分自身の望む生き方を考えるうえでは、この2つの文化が未だ潜むことを念頭に置いて研修プログラム選択・病院/医局選択をすべきだ。

【参考文献】

1）菅谷 章.インターン問題の史的考察.季刊社会保障研究.1975: 10; 24-33.
2）猪飼周平.明治期日本における開業医集団の成立.大原社会問題研究所雑誌.2001: 511; 32-57.
3）堀籠 崇.GHQによる占領期医療制度改革に関する史的考察.医療経済研究.2008: 20; 35-48.
4）大西弘高.わが国の総合診療はどうあるべきか.医療職の能力開発.2019: 6; 43-55.
5）猪飼周平.日本における医師のキャリア.季刊社会保障研究.2000: 36; 269-278.
6）厚生労働省医政局医事課.医師臨床研修制度と新たな専門医に関する仕組み〜最近の動向〜.
　　http://www.jce-pct.jp/20170928JCEPkouen2.pdf（閲覧日：2023年12月1日）
7）日本専門医機構.日本専門医制度概報【令和2年度版】.
　　https://jmsb.or.jp/wp-content/uploads/2021/03/gaiho_2020.pdf（閲覧日：2023年12月1日）
8）JPCA. Report of visit to accredit Japan Primary Care Association's Postgraduate Training Programme against the WONCA Postgraduate Training Standards.
　　https://www.shin-kateiiryo.primary-care.or.jp/_files/ugd/30fddf_480beae7545741929832a26cff874654.pdf（閲覧日：2023年12月1日）

（賀來 敦）

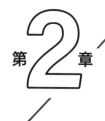

第2章 クイズ形式で学ぶ医世界法制

はじめに

　「自己研鑽は　働く時間の　かくれみの　宿日直も　カウントされず」。こうした名ばかり・無許可宿日直や自己研鑽扱いは、実労働を伴っても時間外労働時間に反映されず、長時間労働の正確な把握が困難になる。また、過重労働の温床になるだけでなく、割増賃金を不払いにする「詐取」にもつながる。自分の身を守るためには、最低限労働法規の知識が必要だ。以下の問題を解きながら、知識を身につけてほしい（もっと解きたい人は後述の動画を参照）。

法律と制度のクイズ式実践演習

問1）　研修プログラムに則ってローテートしている専攻医は研修中のため、労働者としての権利に一部制限が生じる。○か×か

> **正解：×**
>
> 　2005年の関西医科大学研修医・急性心筋梗塞死事件判決によって、明確に「研修医は労働者である」という司法判断がなされている（労働基準法第9条）。

問2）　研修医は研修プログラム責任者などからの指示・命令により当該関連病院に就職しなければならない。○か×か

> **正解：×**
>
> 　指示・命令により当該関連病院に就職することは、支配従属関係の下で就職先の斡旋を行ったとみなされる疑いが強く、労働者供給に該当する恐れがある（職業安定法違反）。研修プログラムに基づいた紹介と、研修医の自由意思に基づいた選択による関連病院への就職を要する[1]。

問3）　4択から正しいものを選べ。労働時間としてカウントされないものは？
　　a. 作業開始時前後のカンファレンス、引き継ぎ時間
　　b. 一定の作業服の着用義務がある場合、その作業服への着替え時間
　　c. 出席が強制される場合の、教育・研修への参加時間
　　d. 休憩時間

正解：d

明示または黙示を問わず、使用者の指揮監督・命令の下に置かれている時間を「労働時間」という。必ずしも実際に作業している必要はない。待機時間なども労働時間に含む。自由に労務から離れられる時間を「休憩時間」とする（労働基準法第13条32条）。

問4） 年俸制の給与体系では、残業代はすべて年俸に含まれる。○か×か

正解：×

年俸制も月給制も、原則週40時間以上の労働への割増賃金の支払い義務がある。年俸に残業代を含む場合は「何時間分の残業代を含む」との明記が労働契約に必要。契約を超える残業には賃金が発生する。明記のない場合は、8時間を超えた分に残業代が発生する。

問5） 入職1年目で得られる年次有給休暇は何日間か？

正解：10日間

2年目は11日間。経年的に増加し、5年目で16日間。2年間の持越しが可能であり、消化していない場合は2年目で21日（4週間）の有給が存在する（労働基準法第39条）。

問6） 退職前に年次有給休暇を請求（有給消化）されたら、与えなくてはいけない。○か×か

正解：○

年休は労働者の請求した時季に与えるのが原則だが、使用者は事業の正常な運営を妨げる場合にはその時季を変更できる（時季変更権）。退職していく者に対して時季を変更する余地がない場合は、請求どおりに与えなくてはならない。

問7） 専門研修プログラム整備基準で定められた、産前・産後・育児休業などで専門研修を延長せずに休止できる日数は？

正解：6か月

短時間の非常勤勤務の場合は、1日8時間　週5日の按分計算で対応される（専門研修施設・プログラム認定基準）。

問8） 女性が復帰を請求した場合、産後どの程度から、業務に就かせることができるか？

正解：6週間後

産後6週間については、どのような場合であっても、従業員を働かせることはできない。**休業請求**があった場合には、出産予定日前6週間、出産後8週間は就労させることができない。請求に対する嫌がらせはマタニティ・ハラスメントに該当する（労働基準法）。

問9） 使用者は事業の正常な運営を妨げる場合には「育児・介護休業」を拒める。○か×か

> **正解：×**
> 　事業主は、労働者からの育児休業申出があったときは、経営困難、事業繁忙その他どのような理由があっても適法な労働者の休業申出を拒めない（育児介護休業法第6条）。

問題10） 4択から**間違った**ものを選べ。労働法に基づく宿日直について
- a. 労働基準監督署の「宿日直許可」を得て、対象となる宿日直時間は労働時間の上限規制の対象でない。
- b. 日中の業務が終わらなければ、宿日直中にして良い。
- c. 宿直勤務は週1回、日直勤務は月1回が限度である。
- d. 輪番日の日直は労働基準監督署の「宿日直許可」に該当せず、通常の時間外割増賃金の支払いを要する。

> **正解：bが誤答**
> 　通常の勤務時間終了後もなお、通常の勤務態様が継続している間は、その間の勤務については、宿日直の許可の対象とはならない（医師、看護師等の宿日直許可基準について　基発0701第8号令和元年7月1日）。

問11） 4択から**間違った**ものを選べ。地域枠出身者に対し、特定就業先での長期間の就業義務を設けたり、違反（離脱）時に専門医を不認定としたり、奨学金の一括返済などのペナルティを科すことについて
- a. 労働基準法5条（強制労働の禁止）に抵触する可能性がある。
- b. 労働基準法5条14条（契約期間の制限）に抵触する可能性がある。
- c. 「卒業を認めない」などのことを大学や大学教授が喧伝することは、アカデミックハラスメントに該当する。
- d. 法律的な問題はない。

> **正解：dが誤答**
> 　現状、「専門医の認定（医師の技術・知識を審査し認定すること）」と「地域枠の離脱」（修学資金を貸与された都道府県での勤務義務を果たさないこと）に関係性が認められない。そのため、日本専門医機構へ県が地域枠離脱を「了承しない」旨の回答をした場合、県が「了承しない」根拠がないので、提訴された場合、敗訴となる可能性が高い。加えて既に地域枠制度で入学している者については、後からの本人の不利益となる制度変更となるため、「不同意離脱した場合には専門医の認定がなされない」ことを提訴された場合、県が敗訴となる可能性が高い。弁護士への相談が望ましい[2,3]。

おわりに

　法律に無知なあるいは軽視した指導医が、（誤った）プロフェッショナリズムを盾に、キャリア搾取・やりがい搾取を強要してくることが、医療の現場で多発している。自分の身を守るために、法律の知識を身につけてほしい。

※もっと詳しく知りたい方は、以下の動画を確認しよう
（https://www.youtube.com/watch?v=2O0rdnhtZYc）
動画「クイズ形式で学ぶ医世界法制」はコチラ ▶

【参考文献】

1）厚生労働省職業安定局長. いわゆる「医局による医師の派遣」と職業安定法 との関係について（職発第1004004号 平成14年10月4日）.
2）医学部地域枠は労基法に抵触か、医師の「人身拘束」の懸念.
　　https://www.m3.com/news/open/iryoishin/994713（閲覧日：2023年12月1日）
3）令和2年度第4回茨城県地域医療対策協議会 資料2：地域枠制度からの離脱者への専門医制度における対応について.
　　https://www.pref.ibaraki.jp/hokenfukushi/jinzai/ishikakuho/tiikiiiryoutaisakukyougikai_r2_4.html（閲覧日：2023年12月1日）

（賀來 敦）

Break Time　質問箱

病院/医局で時間外労働を申請できないのですが？

　正しい法律の知識がないままに上司が却下している可能性もあるので、まずは総務や人事担当者に相談してください。それでも解決しなければ、各都道府県労働局、全国の労働基準監督署内などに設置されている総合労働相談コーナーや弁護士への相談も考えてみてください。

（賀來 敦）

第3章 | 医療現場の燃え尽き症候群：多彩なキャリア観は燃え尽きを防ぐ

01 | 押し付けは燃え尽きを増やす：総論

はじめに

　医学生・研修医の約3割は、既にうつ・燃え尽きの状態だ[1, 2]。そして燃え尽き症候群は、医療過誤・患者ケアの質の低下・患者満足度の低下・キャリア継続に悪影響を及ぼすことが知られている[3-6]。なぜこのような状況になっているのだろうか。

「モチベーションを高めれば、燃え尽きない」は、危険な誤り

　モチベーション（動機づけ）の高い人は燃え尽きにくいという相関関係は確かに存在するが、これは燃え尽きていない人のモチベーションが高いというだけである。最新のキャリア研究では、「目的意識の強い仕事熱心な人は、葛藤を招く強迫的な情熱を生みやすく、燃え尽きやすい」[7]「男なみに働いていた女性がライフイベントでバリバリ働けなくなると、離職するか、（自ら）意欲を冷却する」[8]「要求度の高い仕事と過度で強迫的な働き方は、ワークライフバランスの葛藤を介して、燃え尽きを起こす」[9] ことが知られ、むしろ情熱や目的意識が燃え尽きを増大させる危険性が指摘されている。すなわち「モチベーションを上げれば、燃え尽きが防げる」という考えは危険な妄想にすぎない。

　しかし医学教育では、過去に様々な誤った提言が繰り返されてきた。2010年に日本医師会からは、医学部のカリキュラムに「就業を継続していくことを強く意識させるような教育」[10] を盛り込む提言がなされ、全国医学部長病院長会議の女性医師の労働・環境問題検討委員会からは「"医師として就労を生涯継続する"医学教育」[11] の要望書が出された。日本医学教育学会からも、女性医師キャリア教育における学習目標として「"継続的な社会貢献"が医師の社会的使命であり責務である[12]（決意表明に従って実践する）」[13] が挙げられ、杏林大学のキャリア教育実践報告では「"今現在、医学生としてあるべき姿"を認識かつ実践する」[14] と、述べられている。

　このように医学教育では、使命や責務を強調し、理想像を押しつけ燃え尽きを悪化させる「誤ったキャリア教育」が、就労・生涯教育の継続や医師のプロフェッショナリズム醸成の動機づけの道具として用いられている。

「誤ったキャリア教育」の原因としては、モチベーションの「質」への理解の不十分さが考えられる。モチベーション・動機づけには、「内発的動機」（心の内側から湧き起こる興味・関心や意欲）と「外発的動機」（外部からもたらされる刺激によって沸き起こる）がある。外発的動機の中でも、外的調整（責務や使命の義務感による行動・罰の回避）や取り入れ（恥や不安感の低減・自己価値の防衛）は、さらに質の低い動機である。質の高い自律的な動機づけは燃え尽きを減少させるが、質の低い統制的な動機づけは、むしろ燃え尽きを増大させる。さらに、モチベーションを高めようとする不用意な介入は、内発的動機づけが外発的動機づけに上書きされる「**アンダーマイニング効果**」（注1）で、動機の質を低下させる恐れすらある。外発的な動機づけは、罪の脅威・強要・監視・競争・評価でも生じる。すなわち「理想の医師像を目指さなければ認められない」「働かなければ認めてもらえない」「怒られるから」「責務や使命だから」などと感じさせると、動機づけの質が低下してしまう。

注1：アンダーマイニング効果：例えば、子供が自分の興味で勉強をしていて、良い成績を取った時にご褒美としてお小遣いをあげたとする。このように内発的動機づけが存在する状態で、外的報酬を与えてしまうと、報酬を得ることが目的化、外発的動機づけとなってしまい、その勉強自体に興味を失い、やる気がなくなってしまうことがある。これを「アンダーマイニング効果」という。

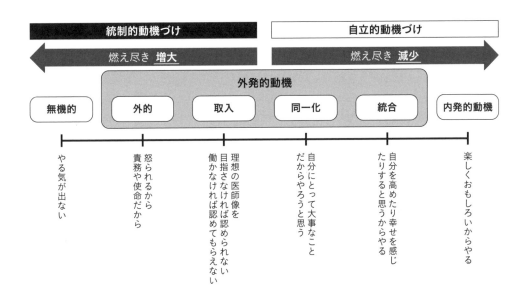

▶ **図1　動機づけの質と燃え尽きの関係**

(Holmberg PM, et al. Self-determined motivation as a predictor of burnout among college athletes, The Sport Psychologist, 2013; 27: 177-187. および岡田涼. 自己決定理論における動機づけ概念間の関連性. パーソナリティ研究. 2010; 18: 152-160を参考に著者作成)

また、人は自分で行動を決めていると感じている時は内発的に動機づけられ、他人から統制されていると感じる時は外発的に動機づけられる。プロフェッショナリズム・社会への使命などを利用して、教育の中で、選択の自由を制限すると「他者に行動を決定された」と感じ、もともとあった自分で「行動を決定した」という感覚が失われる。その結果、アンダーマイニン

グ効果で、もともとあった社会への貢献などの内発的動機づけが、外発的動機づけに上書きされ、動機づけの質が低下する恐れがある。

これは、医学教育が、医師の燃え尽き症候群を促進させる危険性を示唆している。

このように、教育者個人の価値観に基づく理想の医師像やプロフェッショナリズム観の押し付けなどのパターナリスティックな介入は、燃え尽きを増やし[15]、QOLを低下させる[16]ため、非常に危険である。

医学界のダイバーシティ（多様性）の危うい現状

「多彩なキャリア観は燃え尽きを防ぐ」は「**画一な価値観の押し付けは、燃え尽きを増加させる**」とも言い換えられる。そもそもプロフェッショナリズムの定義は多様性があり、施設や組織の文化の影響が大きく、国や地域の文化や社会経済的状況でも変化し、適応する対象集団の認識も人によって異なる[17]。世代間格差も多様性の一つだ。

最近の医学生・研修医は、自由な時間とワークライフバランス・長時間勤務を避け、融通性のある雇用形態や、患者よりも自分を優先するといった価値を重視している。一方、ベビーブーマー世代は、完全に仕事に尽くし、絶対、仕事を続ける強い意思を持つといった価値観があり、両者には隔たりがある[18-20]。日本でも、日本の伝統的自己犠牲的医師像（例：赤ひげ）と結びついた「**ノスタルジック・プロフェッショナリズム**」と、非自己犠牲的な「**脱構築された**プロフェッショナリズム**」の、全く異なった2つのプロフェッショナリズム像が並立している現状が指摘されている[21]。

2005年に、ロンドン大学のプロフェッショナリズム教育ワーキンググループは、変化する現代社会の特質をとらえたうえで、医師のプロフェッショナリズムは再定義が必要と述べ、新しいプロフェッショナリズムと、なくなるべきプロフェッショナリズムの考え方に関するレポートを発表した。新しいプロフェッショナリズムとして、「アカンタビリティ（説明責任）」「他のプロフェッションとの協働」「福祉と人間の尊厳」「患者との信頼関係」が示され、放棄されるべきプロフェッショナリズムとして「医師が伝統的に享受してきた特権」「自律性」「自己規制」が挙げられている[22]。

燃え尽きを防ぐためにも、医師の特権を理由にして自律性・自己規制を強調し、義務や使命・責務を強調した教育は再考が必要だ。

キャリアを支援し燃え尽きを防ぐには、教育者自身が自分の価値観にとらわれず、多様な価値観へ対応しなければならない。しかし医学界のダイバーシティ（多様性）レベルは、「抵抗」「同化」の低水準にとどまっている**（注2）**。医学界の歴史は、女性・マイノリティ、そして「違うと思われる人」を排除し、同一のアイデンティティを押し付けようとしてきた。また現代、日本のプロフェッショナリズムの議論は、ライフやファミリーの占める割合を極限にまで最小化させることを目指しているとも指摘されている[23]。

注2：ダイバーシティマネジメントのレベルには、「抵抗（違いを拒否する）」「同化（違いを同化させる、違いを無視する）」「分離（違いに価値を置く、違いを認める）」「統合（違いを活かす）」の4段階がある。

モチベーションと燃え尽きを個人の責任にしない

最近、日本では、燃え尽きにくいスキルとして「レジリエンス（困難な状況にもかかわらず、しなやかに適応して生き延びる力）」が注目されてきている[24]。だが、そもそも**燃え尽き症候群は組織の問題であり、個人の問題ではない**ということが現在のコンセンサスだ。医師を対象とした介入のメタアナリシスでも、組織改革の効果は中程度〔MBI情緒的損耗スコア -4.0（95% CI -3.2 - -5.5）：対照群 17.9〕に対して、個人への介入効果はわずか〔MBI情緒的損耗スコア -1.7（95% CI -0.6 - -3.2）：対照群 17.9〕だった。

最新のキャリア研究では、「"レジリエンス"向上の推奨は、個人が自力で燃え尽き症候群から立ち直ることができるという考え方につながる」「その人がもっとやり抜く力を発揮したり、マインドフルネスの講座に参加したりしていれば、燃え尽きずに済んだのではないかといった類のことは、間違っても言うべきではない」との考えが主流であり、レジリエンスがないから燃え尽きたとすることは、組織問題を個人へ押し付けて責任を追わせることとなるため慎むべきとされている。レジリエンスを高める教育の提供は必要だが、レジリエンスが高いことを求めてはならないということに留意しなければならない。

おわりに

医学プロフェッショナリズム教育・キャリア教育で特に注意をしなければならない点は、なんといっても教育を実施している人間（教官や指導医）にとって、その対象者は明確に**「弱い立場の人間」**であるということであり、教育者はそのことを強烈に認識しなければならない。例えば、自分が直接指導している学生や研修医を対象にコンセンサスが完全に一般化していない（規範・コードで明文化されている文言以上の）価値観を求めるということは、キャリア教育ではやるべきではない。キャリア教育/支援者の倫理を一言でいうならば**「支援される側が嫌だなと感じることについて、どれだけしなくて済むように工夫するのか？」**ということである。

燃え尽き症候群の研究の専門家であるPines A.Mは、「やる気のある者だけが燃え尽きることができる。燃え尽きるためには、まず"燃えて"いなければならない」と述べている。医学部に入る努力・医師になる努力をしてきた者が燃えていなかったとは考えられない。燃え尽きを本人の責任にしないようにし、個人の価値観・キャリア観・プロフェッショナリズム観の多様性を尊重しなければならない。

※もっと詳しく知りたい方は、以下の動画を確認しよう
（https://www.youtube.com/watch?v=8RahYBzdjD4）。
動画「多彩なキャリア観が、燃え尽きを防ぐ」はコチラ ▶

【参考文献】

1)　井奈波良一, 他. 1年目研修医のバーンアウトと職業性ストレスおよび対処特性の関係. 日本職業・災害医学会会誌. 2010; 58: 101-108.

2)　井奈波良一, 他. 医学生と薬学生のバーンアウト状況および日常生活習慣調査. 日本医学健康学会誌. 2012: 20; 228-233.

3)　Fahrenkopf AM, et al. Rates of medication errors among depressed and burnt out residents: prospective cohort study. BMJ. 2008; 336: 488-491.

4)　Ratanawongsa N, et al. Physician burnout and patient-physician communication during primary care encounters. J Gen Intern Med. 2008; 23: 1581-1588.

5)　West CP, et al. Association of perceived medical errors with resident distress and empathy: a prospective longitudinal study. JAMA. 2006; 296: 1071-1078.

6)　Dewa CS, et al. An estimate of the cost of burnout on early retirement and reduction in clinical hours of practicing physicians in Canada. BMC Health Serv Res. 2014; 14: 254.

7)　Vallerand RJ, et al. On the role of passion for work in burnout: a process model. J Pers. 2010; 78: 289-312.

8)　中野円佳. 育休世代のジレンマ : 光文社, 2014. p. 349.

9)　Schaufeli WB. Workaholism, burnout and well-being among junior doctors: The mediating role of role conflict. Work & Stress. 2009; 23: 155-172.

10)　日本医師会. 男女共同参画やワークライフバランスについての講義の医学部教育カリキュラムへの導入促進について (2010).
　　https://www.med.or.jp/nichinews/n220920f.html (閲覧日 : 2023年12月1日)

11)　全国医学部長病院長会議. 女性医師の労働・環境問題検討委員会. 医師のプロフェッショナリズム推進のための、キャリア教育及びキャリア維持・向上に関連する医学教育の制度化に関する要望書 (2013).
　　https://www.ajmc.jp/pdf/jyoseiishi-youbousho25.12.02.pdf (閲覧日 : 2023年12月1日)

12)　木下牧子, 他. 女性医師キャリア教育における学習目標 医学教育. 2015; 46: 211-216.

13)　女性医師キャリア教育検討委員会. 学習時期に対応した到達目標の設定とその学習方法及び評価の一例. 教育. 2015; 46: 217-233.

14)　江頭説子, 他. 医学部におけるキャリア教育. 杏林医学会雑誌. 2018; 49: 51-63.

15)　Chang CM, et al. A Multilevel Analysis of Coaches' Paternalistic Leadership on Burnout in Taiwanese Athletes. Percept Mot Skills. 2019: 126; 286-304.

16)　Huang Q. Effects of paternalistic leadership on quality of life of grassroots officials in China: Mediation effects of burnout. Appl Res Qual Life. 2021; 16: 2113-2130.

17)　宮田靖志. 3. プロフェッショナリズム教育の10の視点. 医学教育. 2015; 46: 126-132.

18)　Smith LG. Medical professionalism and the generation gap. Am J Med. 2005; 118: 439-442.

19)　Steinert Y, et al. Faculty development for teaching and evaluating professionalism: from programme design to curriculum change. Med Educ. 2005; 39: 127-136.

20)　山崎由花, 他. 女性医師の離職問題に対する世代による意見の相違―順天堂大学医学部の女性卒業生を対象とした質的調査―. 医学教育. 2010; 41: 411-416.

21)　辻 喜久. 社会構造の変遷と医師のプロフェッショナリズムの整理. 2020: 51; 15-28.

22)　Tallis RC. Doctors in society. Medical professionalism in a changing world. Clin Med (Lond). 2006; 6: 7-12.

23)　渡邊洋子. 日本の医療専門職の特徴. 社会保障研究. 2019; 3: 458-475.

24)　Mark Rw Stacey. How to be a resilient doctor: skills to maximize your antifragility. Br J Hosp Med (Lond). 2018; 79: 704-707.

（賀來 敦）

02 | 燃え尽き症候群・レジリエンスを視野に入れた プロフェッショナリズム教育

はじめに：プロフェッショナリズムとは

　令和4年度改訂版 医学教育モデル・コア・カリキュラムが発表された（令和4年11月18日）。そこでは「未来の社会や地域を見据え、多様な場や人をつなぎ活躍できる医療人の養成」がキャッチフレーズとして掲げられている。これからの医師は、このような医療人となっていけるよう、キャリア形成していくことが望まれている。

　このキャッチフレーズのもと、「医師に求められる基本的な資質・能力」として10の項目が提示されており、その中で一番目に示されているのが「プロフェッショナリズム」である。プロフェッショナリズムは、医師以外にも多くの医療専門職教育プログラムにおいて、求められる資質・能力として一番目に挙げられているものである。すべての医療人は、プロフェッショナリズムを、そのキャリアを通じて追及し続ける必要がある。

　プロフェッショナリズムとは、「専門家（プロフェッショナル）、専門職集団（プロフェッション）として、患者・社会からの信頼を維持するための、価値観・行動・関係性」のことである（Royal college of physician of London, 2005）[1]。患者の医師に対する信頼には、「知的信頼」と「道徳的信頼」の2つの要素があり、信頼を得るためには、能力・善意・誠実さが医師には求められる[2]。

プロフェッショナリズムからの逸脱（professionalism lapse）

　プロフェッショナルな行動には、多くの変数が影響する。自己意志、自己効力感、ポジティブなロールモデルは、その促進要因である。一方、ストレスフルな状況、燃え尽きや個人的苦痛、ネガティブなロールモデルは、抑制要因である**（図2）**[3]。医療現場には様々なストレスフルな状況、また、残念なことにはネガティブなロールモデル〔これは「破壊的医療者の行動（disruptive professional behavior）」と呼ばれる〕が存在する。医療人・家庭人・社会人としてキャリアを形成していく期間には、事前にある程度予想されるストレスや困難に加え、予期せぬ大きなストレス・困難も医師は経験する。このようなことは、よく見られることである。

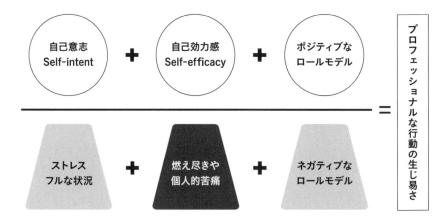

▶ **図2 プロフェッショナル行動には多くの変数が影響する**

（Levinson W, et al. 宮田靖志, 監訳. 日常臨床の中で学ぶプロフェショナリズム. カイ書林, 2018. p21を参考に著者作成）

　プロフェッショナルな医療者としてキャリアを築こうとしていても、ストレスや困難のために、たまたまプロフェッショナルな行動が取れない状況に陥ることはしばしば経験される。この状況は「プロフェッショナリズムからの逸脱（professionalism lapse）」と呼ばれ、それを引き起こす要因・状況は「プロフェッショナリズムへの挑戦（professionalism challenges）」と呼ばれる**（図3）**[4]。

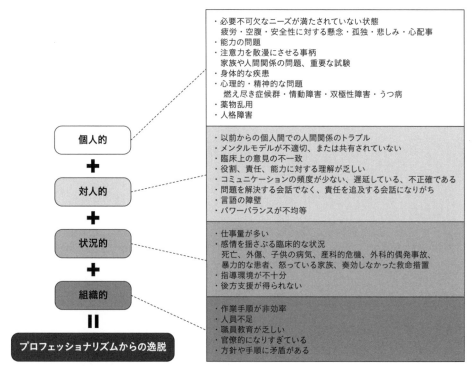

▶ **図3 プロフェッショナリズムからの逸脱の要因・状況**

（Levinson W, et al. 宮田靖志, 監訳. 日常臨床の中で学ぶプロフェショナリズム. カイ書林, 2018. p256を参考に著者作成）

燃え尽き症候群

　求められるプロフェッショナリズムとストレスフルな状況や困難の間に置かれた医師は、プロフェッショナリズムへの挑戦にうまく対応できないことがある。特にキャリアの浅い場合はそうである。その場合、医師は燃え尽き症候群（バーンアウト）に陥ってしまう[5]。米国では10人に1人の医師が、少なくとも一つの燃え尽き症候群の症状を呈していると報告されている。また、英国では研修医の3分の1が、高度な燃え尽き症候群を呈していると報告されている。COVID-19パンデミックでは、危険な労働条件とより高い作業負荷によるストレスにより、医師の燃え尽き症候群はさらに頻度が上昇している。

　また、医療には不確実性や曖昧さがつきものであるが、キャリアの浅い人はこれにうまく対応できず、ストレスを抱えて燃え尽き症候群に陥ることもよく見られることで、このために専門職診療科の選択を限定したり、残念なことには、キャリアの中断や完全な退職を選んでしまったりすることがある。

　燃え尽き症候群に陥らないためにはどうすれば良いかを学び、健全な心身の状態を保ってキャリアを築いていく必要がある。そのための重要な概念の一つがレジリエンスである。

レジリエンス[6]

　レジリエンスとは、個人的ストレスを経験した際に"立ち直る"、すなわちウェルビーイング（well-being）を取り戻す能力のことである。これを身につけるためには、セルフケアの実践が重要である。自らに優しくすることにより、患者に対する優しさが持続でき、患者に対する共感が維持される。このことは、医療実践から得られる喜びを感じることにつながり、キャリア形成に大きな影響を及ぼす。

　持続的なストレス下では、自律神経系・内分泌系・大脳皮質系の機能が障害されることがわかっている。バイオフィードバック技術によって、これらの障害を回復させ、バーンアウトを防ぐ方法（共鳴周波数呼吸法、マインドフルネスなど）が様々に提示されているので、成書を参照して実践するのが良いだろう（近年、様々な研修会も開催されている）。

　また、医師は成功よりもネガティブな出来事を思い出し、自己批判的になる傾向がある。「**インポスター症候群**」とは、仕事において成功しているにもかかわらず、自分自身を過小評価してしまう心理状態のことであるが、医師にはそのような傾向の者が多いと言われる。批判的でない自己認識を持ち、実践を省察することは、セルフケアの重要な方法の一つである。経験のある指導医がファシリテーションや対話のスキルを用いて、研修者の自己認識、省察的実践を促すことは非常に有用であろう。

　これらに加えて、自身の性格特性や生活習慣についての認識を深め、仕事と生活での活動を見直す必要もある（**表1**）[7]。

▶ 表1　個人のレジリエンスに影響するもの

▶ 表1　個人のレジリエンスに影響するもの

強化するもの	減弱するもの
・役割への関心の維持 ・成功の祝福 ・労働時間の制限 ・個人の知的限界の認識 ・生涯学習 ・支持的な関係性 ・同僚との定期的な交流 ・労働環境のコントロール ・省察	・非現実的な役割期待 ・ルチン作業の退屈 ・制限のない労働時間 ・余暇・代替活動の時間への無関心 ・他者との関係性よりも仕事を優先 ・生涯学習の時間を持たない ・省察の時間を持たない

（Levinson W, et al. 宮田靖志, 監訳. 日常臨床の中で学ぶプロフェショナリズム. カイ書林, 2018. p29を参考に著者作成）

レジリエンスに関するより広い視点[8]

　レジリエンスは個人に限定されるものではない。労働環境の文化は、困難な感情をどの程度うまく管理できるかに影響を及ぼす。組織の管理者には、組織内の医療者が互いに思いやり（intelligent kindness：知的な優しさ）、健全な協働関係を保つような職場環境を整備する義務（duty of care）がある。チーム内の人間関係の不調和、臨床業務の厳しさ、システム内の不備の問題などについて、管理者が認識しサポートしてくれていることを医師が感じられ、そして実際にその課題解決に取り組んでいることを医師が認識できると、医師の不安感情は軽減し、楽観性、信頼性の感覚が高まる。これは組織のレジリエンスの中核となるものである。

おわりに：良好なキャリア形成を行うために

　医師になろうとするものは、患者ケアから得られる喜び（joy of practice）への期待をモチベーションとする。しかしながら、現実の医療実践には、様々な困難な状況が待ち受けている。その中でプロフェッショナリズムを維持して患者中心の医療を提供していくためには、困難に打ちのめされてバーンアウトに陥らないよう、レジリエンスを身につけておく必要がある。レジリエンスを身につけるためには、自身の個人的要因を認識し、それを改善するとともに、組織がレジリエンスを維持できるよう職場環境を管理されているか重要である。自身のレジリエンス、組織のレジリエンスの双方を確保・向上させ、日々の臨床実践に取り組む必要がある。

【参考文献】

1) Cooper N, et al. 宮田靖志, 監訳. ABC of 医療プロフェショナリズム. 羊土社, 2020. p. 16.
2) Laurence B. et. al. Trustworthiness and Professionalism in Academic Medicine. Acad Med. 2020; 95: 828-832.
3) Levinson W, et al. 宮田靖志, 監訳. 日常臨床の中で学ぶプロフェショナリズム. カイ書林, 2018. p. 21.
4) Levinson W, et al. 宮田靖志, 監訳. 日常臨床の中で学ぶプロフェショナリズム. カイ書林, 2018. p. 256.

5) Hodkinson A, et al. Associations of physician burnout with career engagement and quality of patient care: systematic review and meta-analysis. BMJ. 2022; 378: e070442.

6) Frain, A, et al. ed. ABC of clinical resilience. Wiley Blackwell. 2021. (宮田靖志 , 訳 . 臨床現場のレジリエンス —医療従事者のウェルビーイングのために . 遠見書房 , 2024)

7) Levinson W, et al. 宮田靖志 , 監訳 . 日常臨床の中で学ぶプロフェショナリズム . カイ書林 , 2018. p. 29.

8) Frain, A, et al. ed. ABC of clinical resilience. Wiley Blackwell. 2021. pp. 39-56. (宮田靖志 , 訳 . 臨床現場のレジリエンス—医療従事者のウェルビーイングのために . 遠見書房 , 2024, 第6-8章)

（宮田 靖志）

03 | その人らしさを活かす、メンタリングによるキャリア形成支援

はじめに

ここでは、メンタリングのキャリア支援における効果と、バーンアウトに対する影響について述べる。

メンタリングについて

❶ メンタリングとは

メンタリング（mentoring）とは、人の育成・指導方法の一つで、「メンター（mentor）」と呼ばれる指導者が、指示や命令ではなく**対話による気づきと助言**により、被育成者（「メンティー；mentee」「プロテジェ；protégé」などと呼ばれる）本人と関係を結び、自発的・自律的な発達を促す方法である。これには、組織や制度によって仲介される公式なものと、個人的なつながりによる非公式なものとがある。

❷ メンタリングのメンティーへの効果

久村によると、メンタリングによるメンティーへの効果として、「学習の促進」「職務遂行意欲・満足の向上」「権力（影響力）の増幅効果」「自己イメージの確認、自己洞察力や自信の向上」「組織へのコミットメントを高める」「有効な情報収集手段」「組織社会化・職業的社会化への効果」が報告されている[1]。

また Freeman R. は、実地臨床家に必要とされるメンタリングは単なるカウンセリングや進路サポートにとどまらない総合的なものであるとして、メンターが次の3つの領域をバランスよくサポートできる必要があるとし、それを備えたメンタリングを「Holistic mentoring」と呼んだ[2]。この3つの領域とは、「①メンティーが新しい学びを獲得しそれを統合できるように支援すること（教育に関する支援）」「②様々な人生上の移行期や過渡期をうまく取り扱えるように支援すること（個人へのキャリア支援）」「③充実し達成感を持った臨床家になるために潜在能力を引き出せるように支援すること（医療専門職としての発達の支援）」である。

バーンアウトとメンタリング

メンタリングには、バーンアウト抑止効果があるという報告がある。一方で、不適切なメンタリングは、バーンアウトを助長する可能性があるという指摘もある。

❶ バーンアウトの3要素

Maslach C. によるとバーンアウトには次の3つの要素があるとされる（**表2**）[3]。

▶ 表2　バーンアウトの3要素

情緒的消耗	過大な情緒的エネルギーを要求された結果生じる消耗感。他者の立場を思いやって信頼関係を築くには多大な情緒的エネルギーが必要であり、日々このような感情のやり取りを繰り返していく中で疲弊し消耗していく。
脱人格化	クライエントに対する無関心、攻撃的言動。情緒的資源の節約のため、クライエントとの間に距離をおいて関係を割り切り、サービスのやり取りを客観視することにより情緒的資源を守る防衛反応の一つと考えられている。
個人的達成感の低下	成果の落ち込みと、それに伴う達成感や効力感の低下。バーンアウトによりサービスの質は著しく低下し、誰の目にも、とりわけ本人にとって明白となる。個人的達成感の低下は、離職や強い自己否定などの行動と結びつくことも少なくない。

（Maslach C, et al. The Maslach Burnout Inventory. Consulting Psychologists Press, 1982を参考に著者作成）

❷ メンタリングのバーンアウトへの影響

救急インターンシップ中の医学生に対してメンタリングプログラムを実施した後、「**個人的達成感**」が有意に増加したという報告がある[4]。これは、前述のメンタリングの効果を考えれば、期待された影響であると言えよう。

一方で、ネガティブなメンタリング経験が、仕事の満足度や離職傾向、ストレスに関連していることも示されている[5]。ここでは、非公式なメンタリングよりも、公式なメンタリング関係のほうが、離職の意向やストレスへのネガティブな影響が多いとされている。

良くないメンタリングの要因としては、「コミュニケーション不足」「コミットメントの欠如」「性格の違い」「利害の衝突」「メンターの経験不足」が挙げられている[6]。また、メンターの有害な行動も報告されている[7]。

有害なメンタリングを予防するために

このように、有効なメンタリングはバーンアウトの抑制につながるが、有害なメンタリングはバーンアウトを助長してしまう可能性がある。

個人的にメンタリングを受ける立場であれば、上記のことを踏まえて留意することができるだろう。一方で、組織内などで公式に成立したメンタリング関係において、組織として有害なメンタリングを予防する必要があり、**表3**のような対応が考えられる。

▶ 表3　有害なメンタリングを予防する方策

メンターの要素	対処
メンターの資質（性質・態度など）	メンターの選定方法の工夫 メンターの評価とフィードバック チームメンタリング
有害な行動	
経験・技能の不足	メンターの研修サポート・トレーニング
コミットメントの欠如	メンターへの時間や手当の保証
メンターの個人的事情など	メンターを交代できる仕組み
ミスマッチ	
価値観や性格の不一致	コーディネートの工夫 メンターを交代できる仕組み チームメンタリング
利害の衝突	

おわりに

　メンタリングのキャリア支援における効果と、バーンアウトに対する影響について概説した。キャリア支援を考えた時、医師のキャリアをめぐる情勢を考慮する必要がある。社会や世界の変化が大きく予測困難な時代となり、医師のキャリアをめぐる仕組みも過渡期で不透明である。また多様な価値観が認められるようになったこともあり、キャリアは世界的にも多様化・流動化している。過去の経験をもとにした助言の価値は相対的に低下しており、キャリアの支援を組織内外から受けることも増えている。

　キャリアにおける社会の変化やメンタリング関係の変化は、「発達的ネットワークの視点」（特定の個人から提供される支援でなく、個人を取り巻く複数の個人から提供される、ネットワーク化されたメンタリング関係。単一の2者の関係よりも多様性がある）でとらえ直す必要がある**（表4）**[8]。

▶ 表4　メンタリングの変化

	伝統的なメンタリングの視点	発達的ネットワークの視点
メンタリングの関係性	組織的な	組織内外
	階級・階層的	多層的
	単一の2者関係	多数の2者関係／ネットワーク関係
	メンティーの学習に焦点	相互性と互恵性
	キャリアを通じた一連の人間関係で提供	キャリアのどの時点でも、複数の人間関係によって同時に提供される
提供する機能	組織・職務に関連	キャリア・個人に関連
分析のレベル	2者間のレベル	ネットワークと2者間のレベル

（Monica C, et al. Reconceptualizing mentoring at work: A developmental network perspective. The Academy of Management Review. 2001; 26: 264-288を参考に著者作成）

【参考文献】

1) 久村恵子. メンタリングの概念と効果に関する考察ー文献レビューを通じてー. Japanese J Conserv Ecol. 1997; 11: 81-100.
2) Freeman R. Towards effective mentoring in general practice. Br J Gen Pract. 1997; 47: 457-460.
3) Maslach C, et al. The Maslach Burnout Inventory. Consulting Psychologists Press, 1982.
4) Jordan J, et al. Impact of a mentorship program on medical student burnout. AEM Educ Train. 2019; 3: 218-225.
5) Eby LT, et al. Further investigation of Protégés' negative mentoring experiences. Group Organ Manag. 2002; 27: 456-479.
6) Straus SE, et al. Characteristics of successful and failed mentoring relationships: a qualitative study across two academic health centers. Acad Med. 2013; 88: 82–89.
7) Chopra V, et al. A PIECE OF MY MIND. Mentorship Malpractice. JAMA. 2016; 315: 1453-1454.
8) Monica C, et al. Reconceptualizing mentoring at work: A developmental network perspective. The Academy of Management Review. 2001; 26: 264-288.

（飯島 研史）

⓪4 ｜ 健康の社会的決定要因への対応と医師のキャリア

はじめに

　医療機関の外で行われる様々な医師の活動について「業務外の余計な活動」ととらえられてしまうことは少なくない。しかしそのような活動も、健康の社会的決定要因への対応という視点から見れば、有用な取り組みであることがある。ここでは健康の社会的決定要因について概説し、その対応における医師の役割およびキャリアとの関連について説明する。

健康の社会的決定要因（SDH）とは

　個人の心身の健康や健康関連行動は、その個人の経済状況、教育歴や仕事などの社会経済的状況、家族や所属するコミュニティ、文化や景気動向といった、個人を包含する多様な要因との関連が実証されている。個人の健康を規定する社会的な要因は「健康の社会的決定要因（Social Determinants of Health：SDHまたはSDOH）」と呼ばれる。

　また、SDHによって健康状態が異なることを「健康格差」と呼ぶ。例えば、所得が低いほど喫煙率が高く、肥満の割合が高く、早世リスクが高い、といった健康格差の存在が、国内外の調査で明らかにされている[1-3]。このことから日々の診療において、SDHを念頭に置いた対応は不可欠である。

健康の社会的決定要因への対応における医師の役割

　このような現状を踏まえて世界医師会は、各国医師会に健康格差対策を要請している[4]。具体的には、「①課題と対応への理解を深めるための教育」「②健康格差のモニタリングおよび研究によるエビデンスの構築」「③臨床現場での個人・コミュニティとの協働」「④医療機関（組織）としての役割を果たすこと」「⑤ヘルスセクター内外とのパートナーシップ形成」「⑥アドボケーター（患者や家族の権利を擁護するために、その声を代弁する者）としての役割」などを通じたSDHへの対応を推奨している[5]。このことから、医師の日常診療や予防活動は、SDHへの対応においてはあくまで一側面である、ととらえることができる。

　その後、各国で専門職団体によるSDHへの対応に関する声明や行動指針が発表され、特にプライマリ・ケア領域では、SDHへの対応が医師のコンピテンシーの一つであるとしている[6-8]。日本の医学教育でも、2016年度改訂版の医学教育モデル・コア・カリキュラムで「社会構造と健康・疾病との関係（健康の社会的決定要因：SDH）を概説できる」という学修目標が設定された[9]。

医師のキャリアと健康の社会的決定要因への対応

❶ SDHへの対応は医師の燃え尽きにつながるか？

　SDHへの対応が、医療者の燃え尽きを増やすという報告は複数存在する。SDHへの対応は複雑で要求度が高いことがしばしばであり、医療者のストレスを増やすとされる[10]。具体的には社会的ニーズの評価の仕方が難しいことや、ケアの調整に時間を要することが、医療者の心理的な負担になりうる[11]。このことはレジデントがプライマリ・ケアでキャリアを積みたがらない一因とも報告されている[12]。特に複雑な患者に対応するための資源に満足していない医療者ほど、燃え尽きを起こしやすいと言われている[13]。これは自分の提供するケアへの適切な支援が得られないことが、ストレスを増やすためと考えられている。また、キャリアを積んでいる途中の医療者にとって、「患者の社会的なニーズにも対応したい・対応できる力を伸ばしたい」という想いと、そのニーズに対応することによる仕事量の増加や思うように対応ができないこととの間に葛藤が生じ、これがストレス・燃え尽きと関連するとも言われている[14]。

　一方で、SDHへの対応は、逆に医療者の燃え尽きを減らすという報告もある。患者の社会的なニーズに対応できると思えているプライマリ・ケア医は、燃え尽きが有意に少ないことが知られている[15, 16]。そのような認知につながりやすいのは、勤務先に医療ソーシャルワーカー（Medical Social Worker：MSW）や薬剤師などの多職種がいる場合とされている。同様に、プライマリ・ケア医の満足度の高さと関連する要因に、患者の社会的なニーズに対応するための心構えがあることや、サービス調整がしやすいことが挙げられている[17]。つまり、やり方によっては、SDHへの対応は燃え尽きを減らし、医師の良好なキャリア形成に役立つかもしれない。

❷ 医師の燃え尽きを予防するような健康の社会的決定要因への対応

　以上のことから、SDHへの対応と燃え尽きの関連は、それを強化するような要因と、緩和するような要因の2種類があると考えられる**（図4）**[14]。

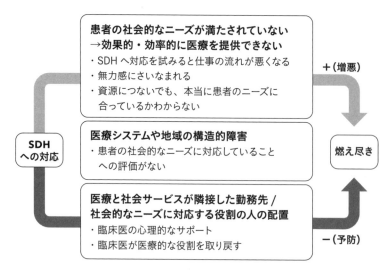

▶ 図4 SDHへの対応と燃え尽きとの関連

(Kung A, et al. Capacity to address social needs affects primary care clinician burnout. Ann Fam Med. 2019; 17: 487-494をを参考に著者作成)

　燃え尽きを予防するようなSDHへの対応には、以下3つのポイントがあると考えられる。

　1点目に、患者の社会的なニーズを満たせるような資源を増やすこと。医師は院内外の多職種の協力を得ながら、利用できる資源の知識を定期的にアップデートすることが望ましい。加えて、医師自身が「うまく機能できている」と思えるような環境整備が必要であり、これは指導者や研修施設が担うべき役割と言える。

　2点目に、社会的なニーズを満たす方法に関する教育を増やすこと。医師のキャリアアドバイスにおいても、社会的ニーズの把握や対応が自然にできるよう、若手を動機づけることが推奨されている[18]。

　3点目に、個人ではなく、チームでのアプローチを意識すること。医療や介護に加え、NPOや民間企業など、地域の多部門との連携が重要である[19]。燃え尽きの予防のためには、「私に」何ができるか、ではなく、（チームとしての）「私たちに」何ができるか、という考え方で課題に取り組むことが望ましい[20]。また、地域のデータを戦略的に活用し、効果的な介入をデザインする多職種連携教育（Interprofessional Education: IPE）プログラムによって、学生の自己効力感や、複雑な患者への共感スキルが向上し、患者の不要な受診が減ったという報告がある[21]。若手に対するこのような卒前・卒後教育によって、将来の燃え尽きを減らすことが期待できるかもしれない。

❸ 健康の社会的決定要因への対応の複数の側面と関連する医師のキャリア

　診療内外でのSDHへの対応が、どのように医師のキャリア形成へ活かされると考えられるのか、前述の世界医師会の推奨事項に沿って説明する（表5）。

▶ 表5　診療内外でのSDHへの対応

教育	キャリア形成過程での他領域の学びや生涯教育は、知識やスキル向上に加え、後進の教育にも活かすことができる。
研究	アカデミックキャリアに加え、臨床に軸を置いたキャリアであってもアカデミアと関わりを持ち、SDHに関するエビデンス構築に寄与することの意義は大きい。
臨床現場	日々の診療で患者の社会的なリスク要因を特定して拾い上げ、利用できそうな資源の紹介（社会的処方）などを行うことが、他の活動の土台になりうる。
組織	医療機関内でのSDHへの対応の理解やコミットメントを示すなどの行動が求められている。これらをリードすることで、組織マネジメントに関する能力が養えるかもしれない。
パートナーシップ	地域の多職種・多部門と関係性を築くことは、SDHへの対応の素地を作る。また祭りなどの活動への参加を通して、地域の資源や文化・価値観の理解を深めたり、医療機関ではアプローチの難しい集団に気がついたりする、ということも考えられる。
アドボカシー	医療のバックグラウンドを活かした様々な媒体での情報発信などの活動が、不利な立場に置かれた人に焦点を当てることにつながるなど、アドボケーターとしての役割を果たすこともありうる。

おわりに

日常診療にとどまらない、教育・研究・パートナーシップ形成・アドボカシーといった医師の様々な活動が、SDHへ対応する意思や能力を形成し、さらにその先のキャリア形成につながる可能性がある。若手医師が診療内外での様々な活動を通じてSDHへの対応を試みることに関して、対話を重ねたうえで認識をすり合わせ、支援的な環境を整えることが指導者および所属施設に期待される役割と考えられる。

【参考文献】

1) 厚生労働省. 平成30年「国民健康・栄養調査」の結果.
https://www.mhlw.go.jp/stf/newpage_08789.html（閲覧日：2023年12月1日）

2) Nakamura T, et al. Relationship between socioeconomic status and the prevalence of underweight, overweight or obesity in a general Japanese population: NIPPON DATA2010. J Epidemiol. 2018; 28: S10-S16.

3) Hirai H, et al. Social determinants of active aging: Differences in mortality and the loss of healthy life between different income levels among older Japanese in the AGES cohort study. Curr Gerontol Geriatr Res. 2012; 2012: 1-9.

4) The World Medical Association. WMA Statement on Inequalities in Health, 2009.

5) Thomas S. Doctors for Health Equity - World Medical Association Report, 2016.

6) RCP Rondon. How doctors can close the gap. 2010.

7) Daniel H, et al. Addressing social determinants to improve patient care and promote health equity: An American college of physicians position paper. Ann Intern Med. 2018; 168: 577-578.

8) 日本プライマリ・ケア連合学会. 日本プライマリ・ケア連合学会の健康格差に対する見解と行動指針（第2版),

2022.

9) 文部科学省. 医学教育モデル・コア・カリキュラム（平成28年度改訂版）、歯学教育モデル・コア・カリキュラム（平成28年度改訂版）, 2017.
　https://www.mext.go.jp/b_menu/shingi/chousa/koutou/033-2/toushin/1383962.htm（閲覧日：2023年12月1日）

10) Hayashi A, et al. Stress and provider retention in underserved communities. JHCPU. 2009; 20: 597-604.

11) Okunogbe A, et al. Care coordination and provider stress in primary care management of high-risk patients. J Gen Intern Med. 2017; 33: 65-71.

12) Long T, et al. Why Aren't more primary care residents going into primary care? A qualitative study. J Gen Intern Med. 2016; 31: 1452-1459.

13) Whitebird RR, et al. Clinician burnout and satisfaction with resources in caring for complex patients. JSGHP. 2017; 44: 91-95.

14) Kung A, et al. Capacity to address social needs affects primary care clinician burnout. Ann Fam Med. 2019; 17: 487-494.

15) Dicker D, et al. Global, regional, and national age-sex-specific mortality and life expectancy, 1950-2017: A systematic analysis for the Global Burden of Disease Study 2017. Lancet. 2018; 392: 1684-1735.

16) De Marchis E, et al. Physician burnout and higher clinic capacity to address patients' social needs. JABFM. 2019; 32: 69-78.

17) Pantell MS, et al. Practice capacity to address patients' social needs and physician satisfaction and perceived quality of care. Ann Fam Med. 2019; 17: 42-45.

18) Howse K, et al. Canadian national guidelines and recommendations for integrating career advising into medical school curricula. Acad Med. 2017; 92: 1543-1548.

19) Tong ST, et al. Clinician experiences with screening for social needs in primary care. JABFM. 2018; 31: 351-363.

20) Eisenstein L. To fight burnout, organize. NEJM. 2018; 379: 509-511.

21) Collins L, et al. Self-efficacy and empathy development through interprofessional student hotspotting. J Interprof Care. 2021; 35: 320-323.

（長谷田 真帆）

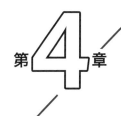

第4章 女性医師の生き残り戦略としてのキャリア選択 〜ライフキャリア・サバイバル〜

01 | 女性医師の置かれている社会的環境について

はじめに

　医学界では未だに女性医師に対する否定的な偏見が根強い。公正な評価を受けられない女性は持てる能力を十全に発揮できないだけでなく、「女性医師」とひとくくりにされ、様々な場面で男性医師と区別される。機会が与えられないことも多く、メンターの不足や子供を持つ女性医師に不利となる環境などと共に男女格差を生み出す要因となっている。これまで私が行ってきた女性医師支援・男女共同参画・ダイバーシティ推進などの活動の中で、気づいた女性医師の生きづらさの理由を、ここではエビデンスとともにまとめる。

女性医師問題について：日本の医療現場における女性医師の現状と課題

　医師の世界は、女性の参入によって変化を遂げてきた専門職世界である。かつては、女性が医師になることに「女医亡国論」が主張されるなど、他の職業に比べはるかに強く厳しい対応を一般社会や教育関係者からもされてきた歴史がある[1]。実際、女性医師比率も22.8％（2020年12月31日時点）[2]と依然としてOECD諸国34か国中最低[3]のままとなっている。

　日本の医療供給体制を見ると、医師と他の医療職種の人的資源が少なく、必然的に医師の労働が過重になりがちである。しかし、そうした状況を顧みずに医療費増大抑制を目的とした診療報酬削減・医師数抑制政策が行政によりなされたことで、地域における医療崩壊が生じた[4]。さらに、患者の入院期間の短縮および患者の高齢化による診療密度の上昇、医師の専門性の細分化による医師相互での診療依頼（コンサルテーション）の増加[5]、電子カルテ化、個人情報保護法の影響[6]など、医療内容の質・量の増大により、医師の勤務負担は経年的に高まっている[5]。

　この過重労働の中で、女性医師だけでなく医師全体の負担が増えており、他の人が休む分をカバーする余裕や人材がないために、家事育児を担う女性医師が働き続けることができなくなり離職する構図が生じた[4,6]。その結果、特に若い世代の実働医師数をさらに減少させた。そして悪循環に陥って、医師不足に拍車をかけることになり、いわゆる「女性医師問題」がことさらに問題視されるようになった[4]。

医学部不正入試事件における女性差別と偏見の存在

　医療現場の性別役割分業意識に基づく女性差別や偏見の存在を背景とした「医学部不正入試事件」[7] は2018年に発覚したが、最終的に81大学中9校の医学部で行われていたとされる。事件が公になると、日本弁護士連合会などからは重大な人権侵害として声明が出された[8]。しかし、医学界で個別に声明を発表したのは、日本医学教育学会[9] と日本プライマリ・ケア連合学会[10] のみであり、また当時は男性医師のみならず女性医師からも「ある程度仕方ない」と事態を容認する発言が相次いだ[11]。このように、当事者であるはずの女性医師自身さえ気づかないうちに男女差別を受け入れる「無意識の偏見」が存在し、それは医学界に大きな影響を与えている。さらに、「女性医師問題」を女性医師個人の問題に矮小化し、「両立」「継続」支援さえすれば良いとする姿勢[1] も垣間見られる。男女共同参画やダイバーシティ推進を唱えながらも、医師のキャリア問題を根本的に是正しようとする動きは希薄である。

「ジェンダー・ステレオタイプ」と「無意識の偏見（アンコンシャス・バイアス）」

　社会心理学では、ある一定の事柄や社会集団に対して抱く"共通と思うイメージ"を「**ステレオタイプ（類型化）**」という。一方、「**無意識の偏見（アンコンシャス・バイアス）**」とは、ある集団に属する個人に対する言動・判断・感情が、意図せず、意識もしないままに、その集団に対する先入観（ステレオタイプ）の影響を受けてしまうことを指す。特に、ジェンダー・ステレオタイプに基づく思い込みや偏見のことを「**ジェンダー・バイアス**」という。ジェンダー・バイアスはどちらの性にとっても不適切であり、個人や集団を傷つけ、人権を侵害し、キャリアにも悪影響を与える[12]。例として「女だから家事をするべき」「育児に専念するべき」「男だから仕事するべき」「男らしくふるまうべき」などがある。これらの言動は女性の尊厳や権利を無視し傷つけるだけでなく、男性にとっても負担の大きい状況を生み出す[12]。女性の医学生や女性医師も、自覚しないままジェンダー・バイアスにさらされている。医学部入試や病院の採用面接で、ライフイベントに関する質問を受けたと回答した女性は14％に達した[13]。学生時代には公平な教育が受けられることが多いが、一旦社会に出てライフイベントを迎えると、不利益や差別に直面することが多い。

　女性医師のキャリアに対する外的なジェンダー・バイアスの影響は、以下のように多岐にわたる（**表6**）[12]。

▶ 表6　外的なジェンダー・バイアスの影響の代表例

・男女間の採用・昇進、待遇、評価の格差や、指導的立場にある女性の少なさにつながる。
・高い社会的・指導的地位にある女性は、同僚男性よりも厳しい評価を受ける。
・男性的なリーダーシップスタイルをとる女性は、特に否定的な評価を受ける。
・仕事上の成功や有能さは、好感度を低下させ、その女性の人格に対する非難を招く。

(Filut A, et al. The impact of unconscious bias on women's career advancement. The Sasakawa Peace Foundation Expert Reviews Series on Advancing Women's Empowerment, 2017を参考に著者作成)

　医学界のアカデミアでは地位が上がる（教員→教授→学長）につれて女性の割合が減少し、女性研究者の役職昇進は男性に比べ10年程度遅れる[14]。研究職への採用、競争資金の獲得、待遇、賃金、評価の低さなど、就労上でも格差が存在する[14]。その結果、女性医師の心理的ストレスは高く[15]、モチベーション[16, 17]や満足度の低下、バーンアウト（燃え尽き症候群）[15, 16]、うつ状態を引き起こしやすい[18]。臨床でも、女性医師は男性医師よりも患者に厳しく評価される。特に、女性医師が男性患者に対して医療の不確実性を開示すると満足度が有意に低下する[14]。

　一方、ジェンダー・ステレオタイプが内面化すると、**ステレオタイプから外れたときのバックラッシュ（反動）（注1）に対する恐怖感**からジェンダー規範に沿うよう自分を抑えがちになり[12]、**ステレオタイプ・スレット（固定観念の脅威）（注2）**によりストレスやネガティブな気持ちが増強されてやる気が低下し、女性医師のパフォーマンスが低下することがある[12, 19]。このように、女性医師は社会においてジェンダー・バイアスにさらされやすく、何重もの要因が重なって意欲やパフォーマンスの低下を生じやすい状況に置かれている[12]。

　女性医師が負の作用から逃れるためには、「こういったネガティブな思い込みで、パフォーマンスが下がるそうだよ」というようにステレオタイプ・スレットの存在を事前に一言聞くことが効果的である。男女の能力に差がないことを言葉で言及するのも良い。その他、男性に偏りがちな受賞や昇進の対象に女性も取り入れたり、女性に早期からリーダーシップをとる経験をさせたりして、自信をもたせることも重要だ[12]。

注1：ステレオタイプから外れた時のバックラッシュ（反動）：ステレオタイプから外れた言動が、周囲からの否定・非難・攻撃の対象になること
注2：ステレオタイプ・スレット（固定観念の脅威）：「自分の属する集団が、他の集団よりも能力が劣るとみなされており、自分もその一人である」と認識すると、不安、フラストレーション、失望、悲しみなどのストレスやネガティブな気持ちが増強すると同時にメンタリティの強さや、やる気が低下し、人は実力を発揮できなくなるとされる

女性医師に関するステレオタイプとその背景
"女性医師はやる気がないから仕事を辞める"のか

　「女性医師はやる気がないから仕事を辞める」わけではない。このような女性自身のせいにする言動は「根本的な帰属の誤り（Fundamental Attribution Error）」**（注3）**であり、医療や社会

情勢の変化、個々の置かれている環境への理解不足から生じている[20]。ここでは、女性医師が直面する「無理ゲー」（注4）ともいえる環境とその原因について検討し、ステレオタイプ化された言説の問題点を指摘する。

　医師の勤務形態は長時間過重労働で、家事労働を担う存在が必要であり（「妻付き男性」モデル型長時間過重労働形態）、今までの女性医師は、親族からの支援を受けて生活を成り立たせていた。しかし、高齢出産による親世代の高齢化や共働き化などによって、今は家事労働サポートを受けづらくなっている[20]。女性医師は男性医師よりも家事労働時間が多く（週あたり家事時間：男性2〜3時間、子持ち女性36時間、子なし女性15時間）[21]、一日の限られた時間内で家事と仕事の両立を図るためには、家事を減らすか仕事を減らすかのどちらかを選ぶしかない。

　家事労働の短縮は困難をきわめるうえに、18時頃（送迎）から21時頃（寝かしつけ）までの時間が育児のコアタイムであり、残業時間と重なる。上記のように親族からの支援は受けにくく、保育園待機児童問題や「小1の壁（注5）」「小4の壁（注6）」に加え、居住地域での教育格差や、子供の小学校〜大学受験への影響も考慮が必要だ。高機能家電（乾燥機つき洗濯機・食洗機・ロボット掃除機など）の利用による時短や家事労働の外部委託にも限界があり、信頼できる家事代行やベビーシッターを探す負担だけでなく、子供との関わりを減らすことへの抵抗も大きい。家事労働の家庭内分配にも課題がある。女性医師の配偶者の7割弱は男性医師であり[22-24]、配偶者やその勤務先からの協力も期待できない場合が多い。

　労働時間の短縮はさらに難しい。まず、短時間勤務制度の運用自体が特例的であり、長時間労働や主治医制の前提の職場で残業のできない医師は責任ある仕事を任せられにくい。また、ジェンダー問題〔性別役割分担意識・ガラスの天井（注7）・賃金の男女格差〕[14]も立ちはだかるため、働く意欲が徐々にそがれていく。さらに、当直免除を配慮されている医師とそうでない医師との間には衝突が生じやすく、加えて女性医師の半数弱がセクシャルハラスメントを、また約4割が具体的に妊娠を歓迎しないような発言を経験する職場環境も依然として残っている[25]。

　やむを得ず非正規雇用を選択した場合も、正規雇用に戻ることは難しい。離職・非正規化すると医師コミュニティ（大学医局など）から距離が置かれ、生涯学習の機会が減る[4, 26]とともに知識技術の更新機会や向上の動機づけを失いがちになり、モチベーションを保つのが難しい。一度非正規雇用に慣れると正規雇用に戻るのは心身ともに困難になりやすいのだ[4]。こうして、男性並みに働きたい女性医師は子供や家庭を諦めるか、子供を産んだあとに続けられなくなって退職するかのどちらかを選び、意欲を冷却し、働きやすさを重視して妥協できた女性医師がどうにか働き続ける構図ができあがる。子供を持つことをためらうのも当然で、実際、子供の数は男性医師に比べ女性医師で有意に少ないとの報告[26]もある。

　このような手詰まりの状況で、家事・仕事のどちらにも完璧を求めるのはまさしく「無理ゲー」である。すなわち、**「女性医師はやる気がないから仕事を辞める」のではなく、社会的な状況により意欲を削がれた結果、やむなく離職を選択している**のであり、あくまでも社会的な環境への適応の一つの結果にすぎない。状況を理解せず表面的な結果だけで判断したステレオタイプな言説こそ、まさにジェンダー・バイアスそのものである。

注3：根本的な帰属の誤り（Fundamental Attribution Error）：帰属バイアスの一種。個人の行動を説明する際に、気質的・個性的な要因を重視しすぎて、社会的・状況的な要因を過小評価しやすくなる傾向をいう

注4：無理ゲー：クリアするのが不可能に思えるほど難易度の高いゲームのことで、転じて一般生活でも、過酷、理不尽な状況に対して使われる

注5：小1の壁：小学校の学童保育の待機児童問題・保育園より短い預かり時間や学校活動や宿題などの負担が増えることで、保育園に預けていた時にはできていた仕事と子育ての両立が難しくなること[27,28]

注6：小4の壁：高学年になると学童保育が利用できなくなることが多い。また発達課題上の問題（友人との人間関係に悩む・劣等感を感じるなど）へのサポートを要し、「学校の勉強についていけなくなる」のもこの頃が多い[27]

注7：ガラスの天井：資質・実績があっても女性やマイノリティを一定の職位以上には昇進させようとしない組織内の障壁のこと。現在は男女を問わずマイノリティの地位向上を妨げる慣行に対しても象徴的に用いられる

生存戦略としての「合理的な」専門科選択

　女性医師が専門科を選択する要因には男性医師と異なる傾向がある。しかし、それは「合理的な選択」の結果である**（表7）**[6]。

▶ 表7　合理的な専門科選択

経済合理性	女性医師は不就労による機会損失（逸失利益）が大きいため就労は増えるが、出産・育児による就労中断が予測される。そのため多くの家庭では男性が稼得役割に特化し、女性が家庭役割を担うことが経済的に合理的とされ、時間のコントロール効く専門分野が選択されやすい。男女格差もこの傾向を強める。
産前・産後や育児休業の スキルへの影響	「手技」を必要とする外科や消化器内科はブランクによるスキルの衰えが大きいため敬遠される。一方、スキルの落ちにくい病理学や女性としての生活経験が積極的な資源となる婦人科や内分泌科、皮膚科などは選択されやすい。
内面化された ジェンダー・ステレオタイプ	伝統的な女性役割と親和性のある分野（小児科、精神科、内科など）に興味を持ちやすい。しかし、家庭との両立のしやすさと興味に基づく選択は一致しない場合もあり、その場合は両立に苦しんだり専門分野を変更したりすることもある。
上司や同僚の影響	女性医師の集まった専門科には女性医師のロールモデルが多く、それらの専門科に女性医師を引き寄せる。ジェンダー・バイアスや偏見の強い医局や職場は避けられる。

（中村真由美. 女性医師が専門科を選択する要因について；インタビュー調査の結果から. 労働社会学研究. 2010; 11: 37-61を参考に著者作成）

おわりに

　上記のように、自覚の有無にかかわらず、女性医師は生きづらい環境に置かれている。「女性医師」とひとくくりにされるのは本意ではないかもしれないが、このような状況が生じている背景や、先達の対処法とその結果を把握しないと先へは進みづらくなる。まずは冷静に現状を受け止め、自身のこれまでの選択と道のりを振り返ることをお勧めしたい。

【参考文献】

1) 渡邊洋子. 日本の医療専門職の特徴；医師をめぐる多面的考察から. 社会保障研究. 2019; 3: 458-475.

2) 厚生労働省政策統括官付参事官付保健統計室. 令和2(2020)年医師・歯科医師・薬剤師統計の概況. 2022.

3) 藤澤理恵. 図表でみる医療2021: 日本. OECD. 2021.

4) 桃井眞里子. 専門職の非正規問題；女性医師の場合. 学術の動向. 2013; 18: 30-37.

5) 厚生労働省医政局医事課. 医師の需給に関する検討会報告書. 2006.

6) 中村真由美. 女性医師が専門科を選択する要因について；インタビュー調査の結果から. 労働社会学研究. 2010; 11: 37-61.

7) 文部科学省. 医学部医学科の入学者選抜における公正確保等に係る緊急調査の最終まとめ. 2018.
   http://www.mext.go.jp/component/a_menu/education/detail/__icsFiles/afieldfi le/2018/12/14/1409128_005_1.pdf(閲覧日：2023年12月1日)

8) 日本弁護士連合会. 医学部の入学試験における女性差別を根絶し、医療現場における男女共同参画の実現を求める会長声明. 2019.
   https://www.nichibenren.or.jp/document/statement/year/2019/190125.html(閲覧日：2023年12月1日)

9) 日本医学教育学会. 東京医科大学医学部医学科入学試験における女子受験生等への得点操作報道に関する日本医学教育学会理事長声明. 2018.
   http://jsme.umin.ac.jp/ann/jsme_2081_opinion2.html(閲覧日：2023年12月1日)

10) 草場鉄周. 医療人材の多様性推進に関する声明. 日本プライマリ・ケア連合学会. 2019.

11) エムステージ. 医師の65.0％が東京医科大学の女子一律減点に「理解できる」：当事者である医師の諦めの声を緊急調査(2018年8月8日).
    https://www.mstage-corp.jp/2018/08/08/202(閲覧日：2023年12月1日)

12) Filut A, et al. The impact of unconscious bias on women's career advancement. The Sasakawa Peace Foundation Expert Reviews Series on Advancing Women's Empowerment, 2017.
    https://www.spf.org/global-data/2018070319201159.pdf(閲覧日：2023年12月1日)

13) 全日本医学生自治会連合.【最終報告】医学部入試における女性や浪人生等の扱い不利による入試不正問題についての全国調査. 2019.
    https://www.igakuren.jp/topics/info/195.html(閲覧日：2023年12月1日)

14) 小﨑真規子. 女性医師に対するアンコンシャス・バイアス. 日本プライマリ・ケア連合学会誌. 2019; 42: 117-123.

15) 米本倉基. 我が国における女性医師の現状；諸外国との比較を踏まえて. 同志社政策科学研究. 2012; 13: 109-125.

16) 安川康介, 他. 日本の医学界におけるジェンダー平等について. 医学教育. 2014; 45: 275-283.

17) Nomura K, et al. Gender difference in clinical confidence；A nationwide survey of resident physicians in Japan. Academic Medicine. 2010; 85: 647-653.

18) 井奈波良一, 他. 1年目研修医のバーンアウトと職業性ストレスおよび対処特性の関係. 日本職業・災害医学会会誌. 2010；58：101-108.

19) 赤嶺陽子. 女性医師の意欲とリーダーシップ；自分自身を乗り越えると、もっと楽しい. メディカ出版, 2020.

20) 中野円佳. "育休世代"のジレンマ；女性活用はなぜ失敗するのか？. 光文社, 2014.

21) 安川康介, 他. 医師における性別役割分担；診療時間と家事労働時間の男女比較. 医学教育. 2012; 43: 315-319.

22) 日本医師会男女共同参画委員会, 他. 女性医師の勤務環境の現況に関する調査報告書. 2009.
    https://www.med.or.jp/dl-med/teireikaiken/20090408_2.pdf(閲覧日：2023年12月1日)

23) 日本医師会男女共同参画委員会, 他. 女性医師の勤務環境の現況に関する調査報告書. 2017.
    https://www.med.or.jp/joseiishi/wp-content/uploads/2018/10/h29wd_survey.pdf(閲覧日：2023年12月1日)

24) Miyawaki A. Full-time work rates of physicians with physician spouses vs nonphysician spouses in Japan. JAMA Network Open. 2022; 5: e2242143.

25) 日本外科学会男女共同参画委員会. 女性外科医の妊娠・出産に対する意識とその実態に関するアンケート報告書. 2019.
https://jp.jssoc.or.jp/uploads/files/info/info20191211.pdf（閲覧日：2023年12月1日）

26) 中村真由美. 女性医師の労働時間の実態とその決定要因；非常勤勤務と家族構成の影響について. 社会科学研究. 2012; 64: 45-68.

27) 砂川和泉. ワーキングマザーを"戦力外"にするな 企業の「小1の壁」「小4の壁」の乗り越え方. ITmedia ビジネスオンライン. 2019.
https://www.itmedia.co.jp/business/articles/1908/30/news035.html（閲覧日：2023年12月1日）

28) 厚生労働省. 令和4年 放課後児童健全育成事業（放課後児童クラブ）の実施状況（令和4年（2022年）5月1日現在）.
https://www.mhlw.go.jp/stf/newpage_29856.html（閲覧日：2023年12月1日）

（村田 亜紀子）

私の研修病院チェックポイント
【同期とのつながり（同期研修医数含む）】

　私はあまり人数を気にしません。多いと研修医だけで徒党を組んでしまうので、初期研修医全体で4〜5人もいれば十分だと思っています。病院に対する帰属意識のあり方によりますが、むしろ**同期入職者同士での他職種との横のつながり**を作ることのほうが医療を行っていくうえでは大切と思います。私の勤務先では入職直後に全職種合同での新入職員ガイダンスが存在し、その場をきっかけに同期会などを実施するようになりました。定期的な飲み会に加え、夏には同期入職新人（多職種）でサマーキャンプなどもしていました。今でもSNSでつながりがあります。新人研修医にとって、他の部署（ナースステーション、リハビリテーション、臨床検査室、事務など）に用事があって出向く時に、少なからず知った顔がいるということは心強いことです。蛇足ですが、同期入職者に対して自分のことは**「先生」と呼ばないようにお願い**していました。というのは、同期会などの場で医師だけがそう呼ばれるのは、いびつな人間関係を構築する原因になり得ると私は考えているからです。

（賀來 敦）

はじめに

前項で示したとおり、苦境に置かれながら奮闘している女性医師であるが、自身の選択とはいえ「なぜ自分は働くのか」と自身のアイデンティティを見失うこともあるだろう。女性医師にはどのような価値があるのだろうか。そして、女性医師が意欲を保ちつつキャリアを築いていくにはどうしたら良いのだろうか。

ここでは、これまで私が行ってきた女性医師支援・男女共同参画・ダイバーシティ推進などの活動を通して知ったエビデンスを、女性医師として生き抜く助けになる Tips と共に紹介する。

女性医師の価値とは

日本では全医師に占める女性の割合が極めて低く、様々な社会環境によって女性医師の活躍は阻まれている[1]。にもかかわらず、女性医師はすでにその能力を開花させていることが明らかになっている。

例えば、女性医師が主治医の場合、患者の院内死亡率・退院後早期の再入院率がともに低いことが報告されている[2]。その理由として、女性医師は患者をより丁寧に診療する傾向があると考えられている[2]。他にも、女性医師は予防医療にかける時間が長く[2]、ガイドラインに沿った治療を行い[3,4]、より注意深く保守的な治療をしている[5]とされる。また、男性医師と女性医師とでは、患者とのコミュニケーションの取り方に大きな違いがある。女性医師は診察時間をより長くとり[6]、患者中心の会話を重視し[7]、心理的・社会的なカウンセリングを行うことが多く[8]、患者へ励ましや安心させる言葉をかける[6]など患者へ精神的なサポートを提供する[6]傾向が知られている。このように女性医師は、時間をかけて患者から十分な情報収集を行い、標準的治療を意識しながら、患者との対話、声かけを大事に診療に臨んでいる姿勢が見受けられる。この姿勢は結果として患者の予後にも良い影響を及ぼすと考えられる。働き方改革が進み、主治医制からチーム制・シフト制へ変化していく中で、共通化した標準治療（ガイドライン）を提供することは大変重要である。男性医師が全員女性医師になったとしたら、米国の高齢のメディケア患者だけで年間3万2,000人の患者の死が防げるとすら言われており[2]、このインパクトは無視できないものである。

日本の医師は約8割が男性[9]で、OECD加盟国34か国中で最も女性医師の割合が低い[10]ため、多様性に課題がある。単一的な集団では異なる価値観への寛容性が失われ、多数派の価値観に同調してしまう傾向がある。地域社会の多様な価値観やニーズに応えるには、多様な人材が医療に携わることが重要である。

さらに、近年健康経営の観点から女性特有の健康問題対策が重視されている[11]が、女性の4

人に3人がかかりつけ医に[12]、3人に2人が女性特有の健康問題での受診時に女性医師を希望しており[12,13]、女性医師や検査技師による対応が癌検診受診率向上に寄与している[14]。一方で、女性専門外来受診者では男性医師の診察に抵抗を感じるものが3人に1人おり、受診の遅れにつながっている[13] など潜在的なニーズもうかがわれる。

このように、治療効果・経済性・多様性推進・受診促進などの複数の観点から、女性医師の存在は今後の医療の発展に欠かせない。

女性医師の意欲維持に役立つTips

女性医師が「意欲」を保ち続けるのは大変だ。意欲を保てない自分を責める必要はなく、責められるいわれもない。こんな「無理ゲー」な環境の中、あなたの助けになるのはどんなことだろうか。前向きに歩むためのTipsをいくつか紹介する。

❶ 女性医師にとってのパートナーの役割とは？　パートナーを自分の応援団にしよう

女性医師の職務満足度には「家庭」が大きく影響する。職務満足度を高める要因には、結婚・出産[15]・子供が多い[15,16]、希望の勤務形態で働いている[17]、仕事での役割の質が良い[17] などがある。また、メンターとしての夫の役割も重要である[17]。

医師の結婚がうまくいくためには、夫婦2人の関係の中で「医師であることの利点」について共通認識を持つ必要がある[18]。他には相互支援体制への信頼・価値観の共有、家族の一員としての役割の重要性の認識などが必要だ[18]。すなわち、パートナーの理解や協力を得ることが、特に重要と考えられる。

結婚生活の満足度は、夫婦の家事分担に対する考え方が似通っていて、その考え方通りの生活を送っている時に最も高まる。一方、家事分担の仕方が夫婦均等でなく、女性側がもっと平等であるべきと感じている場合は、結婚生活の満足度に悪影響が及びやすく[19]、職務満足度への影響も懸念される。

このように、女性医師においては**パートナーの理解や協力を得ることが特に重要**である。仕事を応援してくれるパートナーを探し、結婚後もお互いに理解を深め協力していけるよう努力することが望ましい。夫婦双方の満足度を上げるためには、第1部 第4章 02 デュアルキャリア・カップル（→P.138）で扱ったワークを利用して価値観をすり合わせることを勧めたい。

❷ ジェンダー・ステレオタイプが生み出す女性医師のアイデンティティ葛藤への対処

女性がジェンダー・ステレオタイプから外れる行動を取ると、批判を受けやすい[20,21]。そのため、特に女性医師はライフサイクルステージの変化に伴い、「医師としてのアイデンティティ」と「個人（女性）としてのアイデンティティ」の狭間で**ダブルバインド（2つの矛盾するメッセージによる二重拘束）**に悩まされ、様々な葛藤や欠落感を抱きやすい**（表8）**[22]。

医師になった当初	「医師であることが個人であることより優先」という医療界の価値観が染み込み、個人のアイデンティティ形成は中断される。家庭を優先する既婚の女性医師に嫌悪感を抱く。
研修の達成感を得た頃	出産できる年齢について心配しはじめ、「結婚して母親になる」というジェンダー・ステレオタイプに合わせた個人のアイデンティティ形成に意識が向く。
結婚を選択しない場合	「結婚して母親になる」というジェンダー・ステレオタイプに合わない自身に不全感を抱き始める
結婚・出産を経験した場合	家庭を優先し仕事を制限することに罪悪感を抱き、自己肯定感を持てなくなる。また、妻や母という個人のアイデンティティを、非婚女医には理解されないと考える。

(Matsui T, et al. Professional identity formation of female doctors in Japan – gap between the married and unmarried. BMC Medical Education. 2019; 19: 55を参考に著者作成)

ジェンダー・ステレオタイプの強い影響[20]による、「仕事か家庭か」という二項対立的な（性別役割や医師としての価値観の多様性を認めない）価値観によって、既婚の女性医師と非婚の女性医師の間には隔たりが生まれ、対立や区別意識が生じている。未婚の女性医師は、既婚の女性医師を「中途半端」で足並みを乱し労働負担を押しつけるものとして非難する一方、ステレオタイプに従えない自分自身を社会的少数者と感じている。既婚の女性医師は反対に、「医療界の価値観」に従えない自分を少数派と感じている。**結果的に、どちらの立場であってもこの2つのアイデンティティの間で引き裂かれ、欠落感から逃れられず苦しんでいる。**こうしたダブルバインドに苦しめられないための対処法を**表9**[23]にまとめる。

▶ 表9　ダブルバインドによるアイデンティティ葛藤へ対処するTips

出来事やメッセージに含まれている矛盾に気づく	自分がどんな矛盾（ダブルバインド）に振り回されているかを理解し、状況を客観的に俯瞰することが大切。
出来事やメッセージのとらえ方を変える	自分の「認知」（出来事のとらえ方）・「感情」（出来事が起きた時の気持ち）・「行動」（出来事が起きた時の行動）の中で、変えにくい感情ではなく、考え方や行動などの変えやすい部分を変える。とらえ方の選択肢を増やし（価値観の多様化）、できるだけ多くの可能性を検討する。認知が柔軟になると感情も落ち着きやすい。
第三者の意見を聞く	不満や愚痴の共有ではなく、矛盾する2つのメッセージが出された理由について第三者と一緒に考え、新たな視点を得ると良い。ただし、偏った考えを持つ人に相談した場合、ダブルバインドが強まる危険があるので要注意。

(ココロジー. 抜け出したい！　ダブルバインドの例と対処方法３選. https://cocology.info/double-bind/を参考に著者作成)

❸「女王蜂症候群(Queen Bee Syndrome)」という言葉が示すもの

　「女王蜂現象」とは、女性リーダーが後輩の女性から距離を置き、組織のジェンダー不公平を正当化することで、男性支配的な組織に同化する現象のことである。ジェンダー・アイデンティティ（自分のジェンダーをどのように認識しているか）の確立が不十分な女性が、キャリアの途中でジェンダー差別を受けると生じやすい（他のマイノリティ集団でも同様に生じる）[24]。従来の長時間過重労働のできる男性をデフォルトとしたプロフェッショナリズムの中では、長時間労働の難しい女性医師の価値は低く見られる。そのため、**特に非婚で仕事にまい進してきた女性医師は、自己防衛の手段として「女王蜂症候群」に陥りやすい**と考えられる。

　女王蜂症候群にならないと生き残れなかった女性医師たちが、ワークライフバランスを当然視するプロフェッショナリズムを持つ若手医師[25]や、結婚・出産を経験しても昔より生きやすい環境にある子持ちの女性医師に、恨み言を言いたくなったり厳しく当たりたくなったりするのもある意味当然と言えよう。しかし、女王蜂症候群に陥り、ノスタルジック・プロフェッショナリズム（伝統的自己犠牲的医師像）[25]に同化して行われる攻撃は、攻撃された医師たちのキャリアを阻害するリスクが出るため見過ごせない。

　先達の女性医師たちが苦労して道を切り開いてくれたのは確かである。しかし、今は過渡期であり、誰もが自身の「当然」だった考え方をアップデートする必要がある。医学生、若手医師たちは、先達の苦労に思いをはせ、尊重しつつ、このような状況によって先輩の女性医師たちが女王蜂症候群に陥る可能性があることを認識し、必要以上に振り回されずに前に進んでいってほしい。そして、中堅以上の女性医師たちは、道を切り開いてきた自分の苦労は時代の中でも重要な一歩だったことを受け止めつつ、自分が無意識のうちに"女王蜂"になっていないかを振り返り、新たな考え方も理解しながら進んでほしいと願う。

　これからは、女性医師たち自身が把握し状況を俯瞰したうえで、既婚/非婚、子持ち/子なしの女性医師がお互いの経験を遠慮なく語り合い、お互いの状況に対する理解を深める場を持つことが重要となるだろう。

❹「自信を持てない女性医師」への対策をしよう[26]

　女性は男性に比べて自信が持てない、自己評価が客観評価より低く、リスクを取らない傾向がある。これは、育つ環境とジェンダー特性に関連がある。女性は「良い子」になりたがる傾向が強く、周囲の期待を察知し、そのように振る舞い、褒められることに喜びを見出すようになることから、他者からの評価が自分の自信を左右するようになりやすい。一方、男性は小さな失敗を積み重ね、時々叱られながら育ち、周囲からの評価は関係しない。結果として、**女性のほうが失敗を恐れる傾向が生まれ、無意識のうちに挑戦を避けやすい。**自己評価が高く自信に満ちあふれた男性の多い医師集団の中で、自己評価の低い女性が自信のない態度を取ると、仕事や役割を任せてもらえない可能性が高まる。女性の「根拠のない自信のなさ」からくる無意識の行動によってリーダーシップを発揮する女性医師は増えにくく、若手女性医師にとっても身近なロールモデルの不在が生じやすい。結果として若手女性医師のキャリア選択が困難と

なり、集団としても指導的立場につく女性医師が増えにくい状況が続いてしまう。

以上から、**女性自身と周囲がこうしたジェンダー特性を認識し、対策を取ることが重要**だ。医師は"完璧主義者"である傾向が強く、自分自身に課するハードルを高く設定するため悲観的になりやすく、自信を喪失するリスクも高まる。さらに、周囲にも批判的になって役割や自主性を奪い、職場や家庭の人間関係を壊してしまうことすらあるため、**完璧主義であることをある程度意識的に手放すことも必要**だ。その他、女性医師・人種的マイノリティの医師では特に、成績優秀で十分自信を持っていいはずなのに自分自身の能力を認められず「私なんかが」「こんなことも知らないのは自分だけだ」と思い込んで自信を喪失する**インポスター現象**もよく見られる。出産・育児や留学、研究などにより離職を経て職場復帰したときに、自分自身の無力さや知識の欠如を突きつけられて一時的に起こりやすいが、医師としての経験値が上がれば回復するものなので、知っておくとよいだろう。

以下に、「女性医師本人」「上司や周囲の人」「医学生・医師」それぞれが取れる対策をまとめて紹介する（**表10**）[26]。

▶ 表10 自信を高める Tips

女性医師	・自信がなくても良いから、まずは挑戦してみよう。 ・極度に失敗を恐れず、小さな失敗から効率的に学ぶことを目指そう。 ・やりがいのある仕事を要求することを、意識して習得しよう。 ・オファーを受けたら、極力 No と言わないようにしチャンスをつかもう。
上司や周囲の人	・やりがいのある仕事を女性医師にも渡そう。渡さないと、女性医師がやる気をなくし離職につながりやすい。 ・女性医師が自己評価を低めに言い、役割を一旦断ってしまうのはよくあること。1回で諦めず、説得したり自信をつけさせるような応援コメントを伝えよう。
医師・医学生の全員	・"完璧主義"をある程度意識的に手放そう。 ・インポスター現象による自信の喪失は一時的。医師としての経験値があがれば回復することを知っておこう。 ・不安や悩みを反芻する代わりに、小さな成功を喜び、「私ってすごい！」と心の中で10回唱えて睡眠を取ろう。 ・体を大きく開く姿勢（ハイパワーポーズ）をとって自信を高めよう。

（赤嶺陽子. 女性医師の意欲とリーダーシップ；自分自身を乗り越えると、もっと楽しい. メディカ出版, 2020. を参考に著者作成）

❺ 戦略的に要求・交渉しよう（ジェンダー・ステレオタイプと交渉について）[26]

女性は、幼少時より自分自身よりも他人のことを優先させるように教え込まれ、そのように振る舞うようになる。このジェンダー・ステレオタイプとのずれから「要求する女性・交渉する女性」は嫌われ、疎外されやすくなるため、女性医師は男性医師より要求・交渉を控えてしまい、結果として待遇や賃金の格差、評価の低さといった就労上の格差を自ら招くという罠に陥りがちである。また、「できる女性」も同様に嫌われることが知られており、特に医師も含む

歴史的に男性の職業とされた専門職でさらにその傾向が強くなるとされ、リーダーシップの発揮しにくさやいつまでもトップに立てない「ガラスの天井」を生み出す根源となっている。残念ながら根本的な解決策はないのだが、あえてジェンダー・ステレオタイプから外れない形で交渉すると、新しいリーダーシップの形とも合うことから女性の強みにできる可能性がある。また、交渉する際に、主語を「私」でなく「私たち」に変え、自分のチームのために交渉する姿勢を見せる、根拠を持って交渉することも効果的とされる。攻撃するのではなく、**相手の話を聞き、共感しながら、女性らしく「温和に」かつ「戦略的に」交渉して問題解決を目指す**姿勢が、要求・交渉しながら歩みを進めるための助けになるだろう。

おわりに

　男性がデフォルトとなっている医師の世界で、女性医師はジェンダー・バイアスにさらされ、意欲を削られる環境にある。**まずは学びを得て、自分のキャリアを大事に生き抜くことが重要**だ。そして、将来余裕ができた時に、女性医師の厳しい現状や不都合について声を上げたり、支援したりすることができるよう、多様なキャリアを持つ女性医師を増やすことが必要だ。放っておいても状況は改善しない。自分自身が動くことで、同じように苦しめられる人々を救うことができる。この項が、少しでもあなたを支える助けになることを願っている。

【参考文献】

1) 深見佳代. 女性医師の活躍を阻むものはなにか. 日本労働研究雑誌. 2020；722：42-51.
2) Tsugawa Y, et al. Comparison of hospital mortality and readmission rates for medicare patients treated by male vs female physicians. JAMA Intern Med. 2017; 177: 206-213.
3) Berthold HK, et al. Physician gender is associated with the quality of type 2 diabetes care. J Intern Med. 2008; 264: 340-350.
4) Baumhäkel M, et al. Influence of gender of physicians and patients on guideline-recommended treatment of chronic heart failure in a cross-sectional study. Eur J Heart Fail. 2009; 11: 299-303.
5) Rochon PA, et al. Comparison of prescribing practices for older adults treated by female versus male physicians: A retrospective cohort study. PLoS One. 2018; 13: e0205524.
6) Roter DL, et al. Physician gender and patient-centered communication: a critical review of empirical research. Annu Rev Public Health. 2004; 25: 497-519.
7) Bertakis KD, et al. Patient-centered communication in primary care: physician and patient gender and gender concordance. J Womens Health (Larchmt). 2009; 18: 539-545.
8) Bertakis KD. The influence of gender on the doctor-patient interaction. Patient Educ Couns. 2009; 76: 356-360.
9) 政策統括官付参事官付保健統計室. 令和2(2020)年医師・歯科医師・薬剤師統計の概況. 厚生労働省. 2022. https://www.mhlw.go.jp/toukei/saikin/hw/ishi/20/index.html（閲覧日：2023年12月1日）
10) 藤澤理恵. 図表でみる医療2021; 日本. OECD. 2011. https://www.oecd.org/health/health-systems/Health-at-a-Glance-2021-How-does-Japan-compare.pdf （閲覧日：2023年12月1日）
11) 経済産業省ヘルスケア産業課. 健康経営における女性の健康の取り組みについて. 2019. https://www.meti.go.jp/policy/mono_info_service/healthcare/downloadfiles/josei-kenkou.pdf （閲覧日：2023年12月1日）

12) 西村真紀, 他. 女性は女性医師を受診したいと思っているのか：診察医師の性別希望について. 性差と医療. 2005; 2: 107-112.

13) 辰田仁美. 女性外来のモデル・システムの開発：女性外来に関するアンケート調査からの報告. 独立行政法人労働者健康福祉機構. 働く女性健康研究センター. 2008.
https://www.research.johas.go.jp/booklet/pdf/11-3.pdf (閲覧日：2023年12月1日)

14) 小林志津子, 他. 日本人女性の乳癌検診受診行動の促進要因と阻害要因の検討. 日本乳癌検診学会誌. 2006; 15: 69-74.

15) 野村恭子, 他. 結婚・出産が女性医師の職業満足度へ与える影響；2大学医学部同窓会調査より. 医学教育. 2011; 42: 209-215.

16) 男女共同参画委員会. 次世代を担う男女産婦人科医師キャリアサポート委員会調査結果報告書. 日本産科婦人科学会雑誌. 2010; 62: 2515-2529.

17) 米本倉基. 我が国における女性医師の現状；諸外国との比較を踏まえて. 同志社政策科学研究. 2012; 13(2): 109-125.

18) Perlman RL, et al. Understanding the medical marriage: physicians and their partners share strategies for success. Academic Medicine. 2015; 90: 63-68.

19) Ogolsky BG, et al. The role of couple discrepancies in cognitive and behavioral egalitarianism in marital quality. Sex Roles. 2014: 70: 329-342.

20) McKinnon M, et al. Perceptions of stereotypes applied to women who publicly communicate their STEM work. Humanities and Social Sciences Communications. 2020; 7: 160.

21) Filut A, et al. The impact of unconscious bias on women's career advancement. The Sasakawa Peace Foundation Expert Reviews Series on Advancing Women's Empowerment, 2017.
https://www.spf.org/global-data/2018070319201159.pdf (閲覧日：2023年12月1日)

22) Matsui T, et al. Professional identity formation of female doctors in Japan – gap between the married and unmarried. BMC Medical Education. 2019; 19: 55.

23) ココロジー. 抜け出したい！ ダブルバインドの例と対処方法3選.
https://cocology.info/double-bind/ (閲覧日：2023年12月1日)

24) 小久保みどり. ガラスの崖と女王蜂；ジェンダーに関する最近のリーダーシップ研究の一側面. 立命館経営学. 2021; 60: 73-94.

25) 辻喜久. 社会構造の変遷と医師のプロフェッショナリズムの整理. 医学教育. 2020; 51: 15-28.

26) 赤嶺陽子. 女性医師の意欲とリーダーシップ；自分自身を乗り越えると、もっと楽しい. メディカ出版, 2020.

（村田 亜紀子）

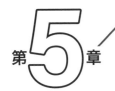

第5章 人口経済学で考える キャリアデザイン

はじめに

　「人口経済学」とは人口動態が経済に及ぼす影響を研究する分野だ。David E. Bloom（ハーバード大学教授）は、東アジアの経済成長理由の3割以上が「人口ボーナス」で説明できるとした。人口ボーナスとは、生産年齢の人口が多く、社会保障費が少ない状態だ。日本は1990年代に人口ボーナス期を終え、今は「人口オーナス」期にある。人口オーナスとは、労働力人口が減り、社会保障制度の維持が困難な状態だ。人口構造の変化は経済や医療に大きな影響を与える。この基礎的なデータを、キャリア選択に関する考察も加えて紹介する。

日本の総人口の変化

　日本の総人口は、2008年の1億2,800万人をピークに減少しているが、その"ヤバさ"は十分に認識されていない。明治維新後4,000万人程度だった日本の人口は、100年間で3倍の1億2,000万人まで急増した。そして今後100年で再び4,000万人にまで、ジェットコースターのように急速に下落する。私たちは、ちょうどその頂点を少し過ぎた、過渡期終盤にいることになるが、ここから人口減少は急激に加速する。加えて、人口の減少だけでなく人口構造も大きく変化する。

年齢別人口分布（人口ピラミッド）の変化と人口転換

　多産多死（高出生率高死亡率）で安定していた人口動態は、社会が近代化していく過程で、少産多死を経て最終的に少産少死へと大きく転換し安定する（人口転換）。この時、人口ピラミッドは「ピラミッド型」から「つぼ型」を経て「つりがね型」へ変化する。今まさに私たちは人口転換の真っただ中におり、さらに今後急速な人口減少に直面する。医療情勢を予測し自分のキャリアを考えるうえで、ジェットコースター的な人口減少、人口転換の終盤であることの理解は大変重要だ。

高齢者増加地域の全国分布

　65歳以上の高齢者は1人当たり医療費を若者の4倍消費する。総額では、国民総医療費43兆円（2020年度）中、26兆円（60.5％）を占める。現在、へき地の医師不足が叫ばれてるが、今後

医療リソースを消費する高齢者が増えるのは都市部であり、へき地ではない。

　東京都では、2020年に311万人だった65歳以上の人口が、2045年には418万人となり100万人以上増加する。神奈川県で231万人→292万人（＋61万人）、愛知県で＋42万人、大阪府で＋30万人が増加する。一方へき地では、65歳以上の高齢者人口はむしろ減少傾向を示す。秋田県で−6万人、山口県で−5万人に減少する。75歳人以上の人口でも、同様の傾向を認める。東京都で165万人→227万人（＋63万人）、神奈川県で120万人→168万人（＋48万人）、愛知県で＋30万人、大阪府で＋27万人へ増加し、40〜70％の増加率である。なお、高知県・山口県・秋田県ではほぼ増加しない。

人口流出や少子化による消滅可能性都市

　今後人口流出や少子化が進み、存続が難しくなる自治体（消滅可能性都市：20〜39歳の若年女性人口が、2010〜2040年で5割以下に減少する市区町村）が予想されている。2040年には全国896の市区町村が消滅可能性都市に該当し、うち523市区町村は人口が1万人未満となり消滅の可能性がさらに高い。例えば、秋田県は大潟村を除いたすべての自治体が、続いて青森県では自治体の88％、島根県では84％が消滅可能性都市だ。最も割合が低いのは、愛知県の10％だ。国土交通省の調査でも、現在の居住地域の約2割が、2050年までに無居住化する。

　このように、今後の地域医療、医療需要、自分のキャリアを考えるうえで、人口動態の理解は非常に重要だ。

経年的医師人口分布の変化

　ここまでは、医療需要の基礎となる人口動態について紹介した。ここからは医者の人口動態を示す。

　病院で医療に従事する医師数は、1970年時点で、30代の医師が3万人程度で、この年代の医師は10年ごとに5万人ずつ病院勤務を辞めていく。医学部定員が増加した1980年代以降の、30代の病院勤務医師数は5.5〜6万人程度だ。この年代の医師が60代になる時には、ほぼ半数が病院勤務を辞めている。一方、診療所で医療に従事する医師は、29歳以下では1,000人に届かない。しかし経年的に増加し、1980年に29歳以下だった医師は、50歳以降は3万人が診療所で働いている。

一般病院の規模と勤務医の分布

　日本の一般病院7,000病院の中で、病床数が50〜99床の一般病院が最も多く2,000病院程度ある。続いて100床から200床規模の病院が2,000病院程度存在する。

　2017年時点で、全医師数の25％は200床未満の病院に勤務しており、50％までが400床未満の病院で勤務している。

医師人口オーナス

　医師人口は医学部の入学定員に左右される。1970年代後半まで拡大していた定員は削減され、一時的な地域枠増大を除いて一定になっている。このように医師人口爆発と安定化は人為的に作られた。病院勤務医は1975年の6万人から2019年には22万人に増えたが、指導医に対する若手医師数は低下した。1980年代後半は指導医1名の業務負担を支えるのに若手医師が2名いたが、現在は指導医1.3名に対し若手1名になった。医師人口も人口オーナス期を迎えている。

　人口ボーナス期の経済発展ルールは、男性が長時間働き、同じ条件の人を揃えることだ。医師は均一な技術・サービスを提供し、労働力が余っているので、転勤や無給・低賃金で足切りをする。医局員は替えがきき、立場が弱く、一律管理できた。しかし、人口オーナス期のルールは異なる。男女ともに働き、短時間で働き、違う条件の人を揃えることが必要だ。医師人口オーナス期には、豊富な労働力で地域医療を支え、組織を発展させることはできない。成長できるルールが変わり、なるべく男女ともに働く（医師不足なので使える労働力はフル活用）、なるべく短時間で働く（短時間で成果を出すトレーニングをしないと利益が出ない）、なるべく違う条件の人を揃える（転勤や残業の可否で足切りをすると、介護する男性を含む時間・場所に制約のある人員が皆ふるい落とされてしまう）ことが必要である（働き方改革）。**働き方改革の本質は、働き方や雇用形態・場所の多様性をどう管理するか（ダイバーシティ・マネジメント）**であり、育児、介護、持病、障害などを障壁としない労働環境の整備が重要だ。

病床機能の再編成（地域医療構想）

　2023年時点、急性期病床が多く、亜急性期や療養病床が少ないというアンバランスな状況を改善する計画が都道府県レベルで進んでいる。

　高度急性期を大幅に減少（36万→18万床）し、亜急性期や療養病床や地域に密着した病床が今後計画の進行によって増加（30万→78万床）していく予定である。

おわりに

　機能別病床再編成により、高度急性期・一般急性期病床が削減される。これにより急性期医療に従事する医師が絞られ、高度専門性を活かせる臓器別専門医師間のキャリア競争が激しくなる。臓器別専門領域において競争に負けた医師は、急性期病院から地域に密着した病床や亜急性期療養病床への移行を余儀なくされる可能性が高い。

　一方で今後は、地域密着や亜急性期以降の医療にフォーカスを絞った専門性を持つ総合診療専門医が台頭・増加するため、急性期専門医療から脱落した医師との競合の激化が予想される。このように、臓器別サブスペシャリティの専門医を取得した後に、専門性を生かした仕事を続けられる医師は限定されていく。急性期病床数の低下や人口減少によって症例数が低下し、また急性期病床へ症例が集中することで、急性期以外の病床勤務医の専門医取得や維持が困難になると思われる。2017年時点で、既に400床未満の中規模病院に勤務医の半数が在籍しており、

病床機能の再編で影響がさらに増大する。したがって、サブスペシャリティを含めた専門性を十分に活かせる医師と、そうでない医師との差別化が進行すると思われる。

　1980年代後半から病院勤務医の指導医に対する若手医師数が低下している。わかりやすく指導医3名で固定すると、若手が6名いたのが2名にまで減少している。その結果、今までは若手に任せていた業務から、指導医になってもいつまでも解放されない状況が続き、また徐々に30代以降の病院従事医師は減少し、代わりに診療所従事医師が増加している。しかし今後は、人口の減少に伴い、扱う症例の幅が限定される単科診療所は、都市部でなければ継続困難になるだろう。都市部の老年人口急増に伴い、地域包括ケアの重要性は増加しているが、都市型の総合診療専門医の育成は現在の専門研修システムではあまり推奨されていない。ニーズと研修場所のギャップが存在する。診療報酬上も都市部の開業には制限がかけられており、今後は都市部での既存診療所や中小病院での総合診療外来勤務医の増加が予想される。細分化された専門技能を取得しても、大半の医師は診療に活かせる期間が限定される。使用しない技能の専門医取得は、専門医試験受験時に必要な症例の無駄遣い（患者への侵襲を無為に増やす）なだけでなく、研修従事期間を長期化させるだけでキャリアの自由度を下げることになるだろう。

　専門医の取得・技能の維持・有効活用を考えるうえで、勤務地域の人口・人口構成、勤務病院の病床規模・病床機能の検討が重要だ。診療所勤務をする場合は、さらに臓器別専門技能の活用は限られ、研修にかけた時間に比べて活用のコストパフォーマンスは低いと思われる。自分の目指す医師像・勤務地（人口・人口動態・医療需要）を考慮した研修計画をお勧めする。

※もっと詳しく知りたい方は、以下の動画を確認しよう
（https://www.youtube.com/watch?v=H__bg05loEw）。
動画「人口経済学で考える医師のキャリアデザイン」はコチラ ▶

【参考文献】

- 総務省統計局. 令和2年国勢調査.
  https://www.stat.go.jp/data/kokusei/2020/index.html（閲覧日：2023年12月1日）
- 国立社会保障・人口問題研究所. 将来人口推計.
  https://www.ipss.go.jp/syoushika/tohkei/Mainmenu.asp（閲覧日：2023年12月1日）
- 内閣府. 少子化社会対策白書.
  https://www8.cao.go.jp/shoushi/shoushika/whitepaper/index.html（閲覧日：2023年12月1日）
- 日本創成会議. 全国市区町村別「20〜39歳女性」の将来推計人口.
  http://www.policycouncil.jp/pdf/prop03/prop03_2_1.pdf（閲覧日：2023年12月1日）
- 厚生労働省. 医師・歯科医師・薬剤師統計（旧：医師・歯科医師・薬剤師調査）.
  https://www.mhlw.go.jp/toukei/list/33-20.html（閲覧日：2023年12月1日）
- 厚生労働省. 医療施設調査.
  https://www.mhlw.go.jp/toukei/list/79-1.html（閲覧日：2023年12月1日）
- 国土交通省.「国土の長期展望」中間とりまとめ 概要.
  https://www.mlit.go.jp/common/000135837.pdf（閲覧日：2023年12月1日）
- 厚生労働省 社会保障審議会 医療保険部会・医療部会. 次期診療報酬改定における社会保障・税一体改革関連の基本的な考え方」（概要）.
  https://www.mhlw.go.jp/file/05-Shingikai-12601000-Seisakutoukatsukan-Sanjikanshitsu_Shakaihoshoutantou/0000022009.pdf（閲覧日：2023年12月1日）

（賀來 敦）

Break Time

コラム

女性医師支援の運用実績の確認項目

　雇用の断絶のある病院間異動で、社会保障が薄くなるなら、病院間異動のない研修プログラムを選ぶのが一つの方法です。あるいは、医療機関を移る必要があっても、雇用元（基幹施設）からの出向の形で、雇用契約を継続し続ける病院を選ぶ方法もあります。

　法的支援が薄い状況で、キャリア支援をしている組織を選ぶにはどうしたら良いでしょうか。それには支援の実績の確認が大事です。以下の項目をもとに、研修プログラム・医局の実態について確認してみましょう。数字は嘘をつきません。

1.　過去5年間の研修プログラム登録・入局者数（以下登録者）
2.　登録者の男女比（男女数）
3.　登録者の専門医取得率
4.　登録者の在籍継続率（年次推移）
5.　初期・専門研修中の女性医師の妊娠・出産者数
6.　産前産後・育児休業取得率（期間）
7.　上記者の在籍継続率（出産後の脱落者はいないか）
8.　初期・専門研修中の男性医師の育児休業取得人数（期間）
9.　上級医・指導医の人数・男女比
10.　上級医・指導医の女性医師の結婚割合・挙児割合
11.　育児中の女性医師の勤務状況（常勤・時短、当直の有無）
12.　育児中の女性医師の育児支援状況（配偶者の関与）

（賀來 敦）

　2011年の秋、千葉県で。妊娠・出産をきっかけに、妻は現場への復帰が困難になった。専門研修中の私は、夫婦ともに医師として働き続けられ、かつ研修継続が可能な環境を探し岡山県へ転職した。女性医師の離職・復職問題に直面したことで、私は医師のキャリア形成支援とキャリア教育の重要性を再認識し、キャリアコンサルタントを志すようになった。資格を得てからは、地域医療にかかわりつつ、医学部生へのキャリア授業や臨床研修指導医講習会の講師、学会でキャリアワークショップの講師や医師向けの個別カウンセリング企画を実施し、キャリア支援系委員会活動にも注力してきた。これらの活動も、多くの方々に引き立てていただいた結果である。私自身が今このように在れることに感謝している。

　今回、株式会社金芳堂から執筆の企画をいただいたこの本も、一人で書き上げることはかなわなかった。今まで共同講師などで協力いただいた方々と、12年の間に積み上げてきた「キャリア支援活動」のエッセンスを凝縮して詰め込めたと思う。書籍化に直接関わりはないが、私の取り組みを支えてくれた方々へもこの場を借りてお礼を申し上げたい。

　「学会や懇親会などでお会いした時には、いつも他の先生にご紹介をしていただきありがとうございます。おかげで人脈やネットワークを広げることができ、より多くの方の支援につなげることができました」「講演や投稿などできつめの発言が多く、反発を受けやすい自分の言動に対し、いつも指摘やフォローをいただきありがとうございます。心の支えになっています」。

　最後に妻への感謝を。

　「今まで『キャリア支援』の活動を支え続けてくれてありがとう。12年前にキャリアコンサルタントの取得を勧めてくれなかったら、今の自分はない。学術大会でのキャリア相談室立ち上げも手伝ってくれて、ワークショップ企画もいろいろ相談に乗ってくれた。遠方の大学授業などで出張・不在になる時も嫌な顔一つせずに送り出してくれたから、企画の運営や講師に集中して取り組めた。それなのに、お土産も買ってこず怒られたのは、それは俺が全面的に悪かった。ごめんね。この本も、誤字脱字・校正を全部チェックして、全体の統一感も確認してくれて、本当に助けになっている。この本の完成は、君と二人三脚で歩んできた足跡そのものだと思っている。何度でも言うよ。ありがとう。これからもよろしく」。

令和5年12月吉日

賀來 敦

索引

● 賀來 敦（かくあつし）

医師（総合診療専門医・指導医、家庭医療専門医・指導医）、薬剤師、キャリアコンサルタント。
医療法人寿尚会洛陽病院 内科部長

1998年岡山大学薬学部卒業。第一製薬株式会社営業部勤務を経て、2008年旭川医科大学卒業。初期研修は帯広の北斗病院。岡山家庭医療センターで専門医を取得し、岡山県北の地域医療に携わりつつ、2016年公衆衛生学修士取得（岡山大学大学院）。2023年より現職。複数の医学部でキャリア教育に関わり、日本プライマリ・ケア連合学会や日本医学教育学会を中心に、年次集会/セミナーでのキャリア講師・シンポジストを勤めてきた。日本医学教育学会生涯・キャリア教育委員（2017〜2020年）。現在、両学会の代議員。

● 飯島研史（いいじまけんじ）

医師（家庭医療専門医・指導医）、キャリアコンサルタント。北毛病院 診療部長

群馬大学卒業。利根中央病院初期研修プログラムの副プログラム責任者として、プログラムのリニューアルを主導してきた。現在は、群馬家庭医療学センターの総合診療専門研修・家庭医療専門研修の指導医として、現場での指導だけでなくプログラムの運営を行っている。医学生や初期研修医、専攻医などへのキャリアカウンセリングも実施。

● 和泉俊一郎（いずみしゅんいちろう）

医師（医学教育専門家、産科婦人科専門医・指導医、日本臨床遺伝専門医・指導医、東洋医学会漢方専門医・指導医、生殖医療専門医、女性医学専門医）、医学博士。東海大学医学部 客員教授

1978年慶応義塾大学医学部卒。静岡日赤病院・足利日赤病院・日本鋼管病院に勤務し、1996年東海大学講師、2007年より教授（〜2019年）、医学部教育計画部長や附属病院臨床研修部長を歴任し学部教育や臨床研修指導医へのキャリア教育の導入に関わってきた。現在、医学部教育評価委員長。日本医学教育学会では理事（2007〜2020年）および、プロフェショナル・行動科学・キャリア教育分野の委員長・委員として尽力した。

● 木村朱美（きむらあけみ）

臨床検査技師、キャリアコンサルタント。株式会社緑景コンサルタントキャリア支援部キャリアオアシス

京都大学医療技術短期大学部衛生技術学科卒業。13年間臨床検査技師として就業、検査技師長3年・医療法人の経営改善プロジェクトに5年参画し、経営管理部長として医師の採用にも関わる。キャリアコンサルタントの資格を取得後、ハローワークや大学・医療機関で7年間経験。日本医学教育学会などで医師のキャリアコンサルティングに数年前から参画している。

● **草柳かほる（くさやなぎかほる）**

看護師、キャリアデベロップメントアドバイザー（CDA）。帝京平成大学ヒューマンケア学部看護学科 准教授

大学病院などで臨床看護経験後、看護専門学校・看護系大学で看護基礎教育に従事。大学院でキャリアデザイン、キャリア政策を専攻。その後、主に看護職のキャリア形成支援に関する教育・支援・研究に携わっている。看護職・医師・コメディカル・学生を対象にキャリアカウンセリングやキャリア研修も担当している。『迷ったら必見！ ナースキャリア事例でわかる看護職の働き方ガイド』著者。

● **里見なつき（さとみなつき）**

公認心理師、キャリアコンサルタント、2級キャリアコンサルティング技能士、臨床発達心理士。東海大学医学部の学生支援・教務業務に従事し、臨床研修指導医講習会や医学部でキャリア教育の授業支援を実施。日本プライマリ・ケア連合学会・日本医学教育学会などで医師のキャリア支援を行ってきた。現在は、大学でコンプライアンス、ダイバーシティ推進業務を行っている。

● **杉山 新（すぎやましん）**

医師（総合診療専門医、家庭医療専門医）、キャリアコンサルタント。岡山家庭医療センター

岡山大学医学部卒業。三豊総合病院で初期研修修了後、岡山家庭医療センターで専門研修。日本プライマリ・ケア連合学会の「若手医師のための家庭医療学冬期セミナー」や学術集会、日本医学教育学会などでキャリア支援を目的としたワークショップ、カウンセリングなどを行っている。

● **橋本富美子（はしもとふみこ）**

キャリアデベロップメントアドバイザー（CDA）、2級キャリアコンサルティング技能士。加古川市民病院

神戸大学医学部附属病院D&Nplus ブラッシュアップセンターにて、女性医師のキャリア支援に関わってきた。2017年より日本医学教育学会や日本プライマリ・ケア連合学会のセミナー・学術大会で、医学生・医師向けのキャリアカウンセリングやワークショップ講師を行う。2019年より現職。

● **長谷田真帆（はせだまほ）**

医師（認定内科医、家庭医療専門医、在宅医療認定登録医）、上級疫学専門家、医学博士。
京都大学大学院医学研究科社会健康医学系専攻社会疫学分野 特定講師

2007年北海道大学医学部卒業。医療法人渓仁会手稲渓仁会病院にて初期研修修了後、2010年よりJA長野厚生連佐久総合病院地域医療部にて専門研修。2014年東京大学大学院医学系研究科社会医学専攻博士課程入学、2018年博士号（医学）取得。同大学の特任研究員・特任助教を経て2020年10月から現職。多様なバックグラウンドを持つ大学院生の研究やキャリア形成の支援に携わる。

● 原 美鈴（はらみすず）

看護師、保健師、キャリアコンサルタント。帝京平成大学ヒューマンケア学部看護学科 准教授

看護師として大学病院にて就業後、大学院で看護教育を学び、看護系大学で看護職の育成（教育）に従事。その傍ら、キャリアカウンセラー資格を取得するとともに大学院で雇用・人材育成・キャリアプログラムを専攻し、看護職を中心としたキャリアカウンセリング・キャリアセミナーなどのキャリア形成支援、人材育成、研究に携わっている。

● 深町珠由（ふかまちたまゆ）

独立行政法人労働政策研究・研修機構 職業構造・職業指導部門 主任研究員

2003年東京工業大学大学院社会理工学研究科博士課程満期退学。博士（学術）。心理学の立場でキャリア支援ツール・職業適性検査の開発、若年就職に関する調査研究に従事。2011年にキャリアシミュレーションプログラムを開発し、2021年日本医学教育学会大会でCSP-medのファシリテートに参画。最近では厚生労働省職業情報提供サイト（job tag）の職業適性テスト（Gテスト）の開発に従事。同論文で日本テスト学会論文賞受賞（2022年）。日本労働研究雑誌編集委員。

● 宮田靖志（みやたやすし）

医師（医学教育専門家、プライマリ・ケア連合学会認定指導医、総合内科専門医、老年医学会指導医）。
愛知医科大学医学部地域総合診療医学寄附講座 特任教授

1988年自治医科大学卒業。2000年から札幌医大・北海道大学病院、国立病院機構名古屋医療センターに勤務し、学生・初期研修医教育に従事。2004年にはハーバード大学客員研究員として医学教育研究に従事。2016年より現職にて特に地域枠学生の指導にキャリアコーディネーターとして指導に当たる。

● 村田亜紀子（むらたあきこ）

医師（家庭医療専門医・指導医、総合内科専門医）、医学博士。奈義ファミリークリニック

2005年九州大学医学部卒業。洛和会音羽病院にて初期研修修了後、北海道家庭医療学センターにて専門研修。診療所での診療・指導のかたわら、日本プライマリ・ケア連合学会にて若手医師部会執行部、専門医部会役員、ダイバシティ推進委員会副委員長を歴任、学術大会/セミナーでの企画運営を通じキャリア支援活動に携わる。現在、日本内科学会専門医部会多疾患併存マネジメントWGメンバー。

※2023年11月時点

やればやるほど成功パターンが体にしみこむ
医学生・医師のライフキャリアワークブック

2024年1月31日　第1版　第1刷 ©

編集者	賀來 敦　KAKU, Atsushi	
発行者	宇山閑文	
発行所	株式会社金芳堂	
	〒606-8425 京都市左京区鹿ケ谷西寺ノ前町34番地	
	振替　01030-1-15605	
	電話　075-751-1111（代）	
	https://www.kinpodo-pub.co.jp/	
装画	Ishiko	
組版・装丁	HON DESIGN	
印刷・製本	モリモト印刷株式会社	

落丁・乱丁本は直接小社へお送りください. お取替え致します.

Printed in Japan
ISBN978-4-7653-1979-9